疾控探案

现场流行病学调查的故事

于翔翔　著

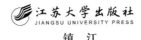

江苏大学出版社

JIANGSU UNIVERSITY PRESS

镇　江

图书在版编目(CIP)数据

疾控探案：现场流行病学调查的故事 / 于翔翔著.
镇江：江苏大学出版社，2025. 1. -- ISBN 978-7-5684-
2309-0

Ⅰ. R181.1-49

中国国家版本馆 CIP 数据核字第 202453768H 号

疾控探案:现场流行病学调查的故事
Jikong Tan'an:Xianchang Liuxingbingxue Diaocha de Gushi

著　　者/于翔翔
责任编辑/常　钰
出版发行/江苏大学出版社
地　　址/江苏省镇江市京口区学府路 301 号（邮编：212013）
电　　话/0511-84446464（传真）
网　　址/http://press.ujs.edu.cn
排　　版/镇江市江东印刷有限责任公司
印　　刷/江苏凤凰数码印务有限公司
开　　本/710 mm×1 000 mm　1/16
印　　张/15.25
字　　数/238 千字
版　　次/2025 年 1 月第 1 版
印　　次/2025 年 1 月第 1 次印刷
书　　号/ISBN 978-7-5684-2309-0
定　　价/40.00 元

如有印装质量问题请与本社营销部联系（电话：0511-84440882）

前言 / INTRODUCTION

疾控中心是干什么的？很多人会有这样的疑问。

疾控中心全称疾病预防控制中心，英文全称 center for disease control and prevention，简称 CDC。目前，我国已建立中国疾病预防控制中心（China CDC），并且在各省、自治区、直辖市设立了相应的分支机构，分为省级、地/市级、区/县级疾控中心。

查阅各级疾控中心的官网可以发现，疾控中心的职能范围很广，可以称得上是"上管天、下管地、中间管空气"。概括来说，疾控中心是由政府举办的实施疾病预防控制与公共卫生技术管理和服务的公益性事业单位，其任务之一是进行突发公共卫生事件的应急处置。

《疾控探案——现场流行病学调查的故事》讲述了岩海市（虚构城市名）疾控应急小组处理各种突发公共卫生事件，进行现场流行病学调查的系列故事。本书为小说体，共 25 个疾控案例，内容涵盖传染病、食品安全、群体性心因性疾病等多个方面。每个疾控案例包括"案件起因""病例发现与报告""现场流行病学调查""实验室支持与病因推断""结案报告""疾控提示"等 6 个板块，对应的科普知识以知识点的形式呈现在案例最后。

书中疾控应急小组的成员有青耕主任、李大白和谷小南，现实中的疾控应急小组成员远不止 3 人。本书为了更精练地描述疾控中心处理各种突发公共卫生事件的过程，将疾控应急小组多人的行动聚焦在3位主人公身上，通过3人的经历来展现疾控工作人员处理突发公共卫生事件的整个过程。

书中各个案例阐述的侧重点各有不同，如"诱人酒香"一案提示通过临床表现推断中毒原因的重要性；"死亡宴会"一案突出社会学调查的重要性；"制鞋小镇"一案强调实验室检测结果是病因推断的重要依据，但不是唯一依据，要一分为二地看待结果。

"猫的礼物"一案讲述了汉坦病毒引起肾综合征出血热聚集性暴发的故事，我对这个案例印象深刻。我曾以我国肾综合征出血热的防控历史为背景，写过《病毒捕手》一书，故事源自亲身经历。2007年，我正在北京流研所读研。流研所，当时已更名为中国疾病预防控制中心传染病预防控制所，简称中疾控传染病所。虽然那时的中疾控传染病所早已更名，但大家还是习惯称那里为"流研所"，地址依然是神秘的"流字五号"。

当时的流研所还在孟祖山前的一栋砖头小楼里，人兽共患病研究室在小楼一层。我的导师张永振先生是当时的研究室主任，研究方向主要是狂犬病、肾综合征出血热等人兽共患传染病。那时，汉坦病毒是研究室的研究重点，从几十年前开始，几代人专注于此。

砖头小楼一层有一间资料室，里面有积攒多年的资料，从20世纪初期到近期的资料都有。在一堆泛黄的书籍中，我找到几本繁体字的中文资料，是对新中国成立早期肾综合征出血热研究的记载，还有许多关于其他人兽共患病的文献，我写的科普书系列《病毒捕手》《疾控档案》中的部分故事就取材于这里。从文献的字里行间可清楚地看到先辈们为这类疾病的防治做出的努力。

沧海桑田，世事变迁。一种病毒出现后，人们便开始研究它认识它。然而，这是一个漫长的过程。

肾综合征出血热自1825年有文献记载，到1931年中俄边境再次有本病出现，再到本病的流行规律被认识、各类疫苗相继问世，经历了一百多年时间。

SARS冠状病毒在2002年被发现，经过全世界科学家几个月的努力，方才确定病原体并获得病毒株基因序列。

新型冠状病毒在 2019 年年底被发现，我国科学家仅用不到一个月的时间就发布了病毒基因组数据库，相关疫苗也在一年内研究上市。

新的病毒不断出现，人类认识它们的速度也越来越快。

所有这些进步，都离不开人们的共同努力，包括医务工作者、科学家、疫苗志愿者、参与防疫工作的普通民众。

谨以本书献给为疾病防控做出贡献的人们。也希望大家可以通过本书，意识到潜伏在身边的健康隐患，避开生活中的健康"雷区"。

于翔翔

2024 年 11 月 13 日

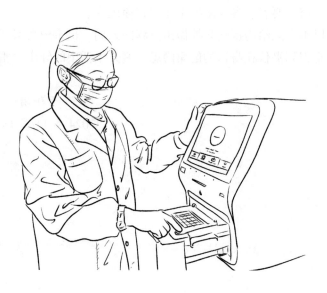

目 录 / CONTENTS

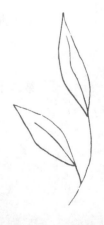

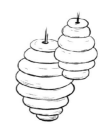

第一案　有蜜共享

树林里摘下野生蜂巢，追来的野蜂不是唯一的危险

春季，百花盛开。

云台山脚下的秀水村，三面环山，山上开满野花，春意盎然。

秀水村是岩海市秀山县的一个小山村，离县城有 20 多公里。村里的青壮年多外出打工，村中留下的都是中老年人和还未到上学年龄的小孩儿。

秀水村东头住着王大爷一家。

王大爷和王奶奶都 60 多岁，有两个儿子，都成了家。大儿子一家住在秀山县城内，小儿子和小儿媳妇在市区打工，王大爷老两口带着两岁多的小孙子王多多留在村里，顺便照看几亩农田。

秀水村的村民均以务农为主，主要种植烟叶、水稻及锥栗。王大爷家的农田里种满水稻。田里不忙的时候，王大爷会去山上打野物、挖野菜。

春天，正是各种野菜生长的季节，王大爷一大早便背着竹篓、拿着锄头上山挖野竹笋去了。

竹林深处，王大爷挖了满满一背篓竹笋。他抬头望望天，太阳高照，已经接近中午。王大爷背着竹篓沿着山路匆匆往回走，走到半路，突然停住脚。林子里有嗡嗡声传来，在寂静的深山里突然出现这种声音，很吓人。

王大爷抬头望向声音来处，一个巨大的野生蜂巢挂在树上。蜂巢呈椭圆形，比家里的脸盆还要大，周围有一大群蜜蜂飞舞围绕。

王大爷背着竹篓小心地靠近树下，仰望巨大的蜂巢，心中欢喜："这么大的野生蜂巢，里面一定有很多蜂蜜，我得想个办法把它弄下来。"

在周围找了一圈，没有找到合适的工具，王大爷决定回家拿工具。他匆匆赶回家，放下竹笋，拿着一件厚衣服、一盒火柴和一捆干草，又匆匆返回树林。

在野外摘蜂巢有危险，但王大爷有经验，他先点燃干草，用烟熏蜂群，待蜜蜂逃散，剩下的蜜蜂也飞不动了，再上树摘下蜂巢。

忙活了一个多小时，脸盆大的野生蜂巢被摘下，王大爷用尼龙袋简单包裹一番后背回了家。

王大爷把野生蜂巢放在院子里的大桌子上。

切开蜂巢，浓稠的深黄色蜂蜜流淌出来。王大爷用手指蘸了一点儿，尝了尝："很甜！"

王大爷喜出望外，对这次的劳动成果很满意："不错，看这蜂蜜的颜色，这野生蜂巢有年月了，最起码两年以上。"

王奶奶抱着小孙子在一旁看王大爷切蜂巢，也附和说："这个比几年前你弄回来的那个蜂巢大多了，蜂蜜颜色也深。"

"时间越久，营养越多，这些蜜刚好给咱小孙子补身体。"王大爷伸出手指往蜂巢切口一蘸，深黄色的蜜汁沾满手指，送到小孙子多多的嘴边。

"爷爷喂多多吃蜂蜜，来，张嘴。"王大爷笑呵呵地逗弄小孙子。

小孙子伸出舌头舔了一口。

"多多，蜂蜜是甜的，好吃吧？"

两岁多的小孙子摇着脑袋吐出一个字："苦！"

"蜂蜜这么甜，怎么会苦呢？"王大爷不信，又尝了一遍手指上的蜜，强烈的甜味过后，好像有一丝苦味儿。

王奶奶也尝了一口："是有点儿苦，难怪多多不喜欢吃。"

"可能是因为蜂巢太老了。"王大爷试着分析原因，"不过，蜂巢越老营养越好嘛。多多既然不喜欢生吃蜂蜜，那就做成蜂蜜罐头、蜂蜜糖包，换着花样给他吃。"

"好，我晚上发面，明天早晨就能吃到蜂蜜糖包。"

王大爷把蜂巢切成小块，分成几份："这次蜂巢大，我分一些给街坊邻居们。"

王奶奶很赞成王大爷的做法："现在也没剩几户人家住在村里，挨家挨户送点儿，平时我们也没少受人家帮衬。"

"好嘞！"

傍晚，下了一场春雨，到了后半夜，雨势渐停，秀水村一片黑暗寂静。

村东头王大爷家的灯亮了，两岁多的小孙子王多多突然开始哭闹。

王奶奶起身，但感觉头晕脑涨、恶心想吐。王大爷情况更糟，上吐下泻之后已经起不了床了。

王奶奶给小孙子揉着肚子，但多多还是不断地喊疼。王奶奶有些慌神："老头子，咱们一家子是吃坏东西了吧，怎么都肚子疼？"

王大爷有气无力："可能是，我觉得应该去医院……"话未说完，王大爷又是一阵腹痛恶心，这次竟吐出来一口血。

若是普通的吃坏东西，最多是上吐下泻，怎么会吐血？王奶奶趁着自己还有力气，立刻拨打了120。

深夜中的秀水村，陆续有村民家的灯光亮起。不久之后，几辆救护车在黑夜中呼啸而来。

·病例发现与报告·

岩海市疾病预防控制中心，应急办公室。

青耕主任接到秀山县疾控中心的报告：秀水村发生疑似集体食物

中毒事件，至今天上午 9 点，已经有 3 人死亡、12 人住院，其中 4 个重症患者已经被转移到市医院。县疾控中心已进行初步流调，疑似食物中毒，具体中毒原因未明。

出现 3 名死亡病例、12 人住院，已构成突发公共卫生事件中的较大（Ⅲ级）事件。

市应急办公室一共有 3 个人：青耕主任、李大白和谷小南。青耕主任立刻报告中心领导，同时抽调相关人员组成调查组，分成 3 组，分别前往秀水村、秀山县医院和市医院进行现场调查。

·现场流行病学调查·

秀山县医院，胃肠科病区。第一组调查队队员分头行动，有人询问接诊医生，有人询问各个病例。

其中一个病房里住着祖孙三人：王大爷、王奶奶和小孙子王多多。

李大白问王大爷："您最近饮食都有哪些？有没有吃一些跟平时不一样的东西？"

王大爷上吐下泻了好几次，现在浑身无力，因为口舌麻木，说话有些不利索："没吃啥不一样的。"

看老伴儿说话费力，隔壁床的王奶奶接话道："我家平时就吃大米饭和各种蔬菜，偶尔吃点肉，米和菜都是自家种的，肉是集市上买的，野菜也经常吃，主要是从后山挖的竹笋、荠菜、蒲公英，前两天还吃了一次艾草饼，这些都是我们常吃的。"

"有没有吃过野生的蘑菇？"因为之前每年春天都会处理几起野蘑菇中毒事件，所以这次李大白特意问起。

王奶奶说："没有，最近都没吃过蘑菇。"

李大白又问："入口的东西，还有别的吗？"

"蜂蜜，野生蜂蜜。"王奶奶突然想起昨天的那团巨大野生蜂巢，"昨天我老伴儿从后山林子里找到一个野生蜂巢，蜂巢里有很多蜂蜜，我们都吃了一点儿，还分了很多给街坊邻居。"

李大白感觉找到了一条线索——蜂蜜，而且是野生蜂蜜，还与街坊邻居分食。

李大白追问："您什么时间服用过蜂蜜？"

王奶奶说："昨天中午我老伴儿从后山树林里带回蜂巢，切开之后，我们每人尝了一点儿，多多也吃了一口，下午又把一部分蜂巢送给了街坊邻居。医生，我们生病是不是因为蜂蜜的缘故？我家多多吃蜂蜜的时候说苦，所以只吃了一口，我还打算今天给他包蜂蜜糖包呢。"

李大白说："是不是蜂蜜的问题，要等我们检测过后才知道。那些蜂蜜还有吗？"

"有，都在我家后院厨房。"

李大白立刻把这个情况反映给在秀水村的第二组调查队。此时，第二组调查队正在整个秀水村按照青耕主任制定的病例定义搜索病例，未发现新病例。

秀山县秀水村，第二组调查队找到村东头王大爷的家。

因为中毒事件，王大爷的小儿子两口子已从市区回来，小儿媳妇在医院里照顾老人孩子，小儿子王少达带着疾控人员回村里老家检查、采样。

王大爷的家是典型的农村瓦房建筑，五间大瓦房，还有一个很大的院子。院子里有两棵枇杷树，树下趴着一只大黄狗。听到有人进院子，大黄狗警惕地站起身朝人群汪汪叫。

"大黄，别叫！"王少达大喝一声。

大黄狗乖乖止住叫声，王少达指着后院方向说："厨房在后院，平时吃的东西都在那里。"

后院厨房，切开的野生蜂巢放在橱柜上的醒目位置。蜂巢已经被切成小块儿，有深黄色的蜜汁流淌出来，蜂蜜的香味吸引来几只果蝇在周围飞舞。

谷小南将所有的野生蜂巢用采样袋包裹好放进采样箱。

厨房里还有没吃完的荠菜饺子，发酵过头的面团，一堆烫好的艾草嫩芽和用来调味的油盐酱醋等瓶瓶罐罐。厨房门外有一口井。

调查队队员将厨房里的食物和调味品每样都采集了一些，对井水也采了样。一般流调要采集的样品都收集完毕后，调查队就去了下一位病患家。

王大爷家隔壁的邻居是一对70多岁的老夫妻，是这次事件3名死者中的两位。秀水村的这次事件，一共涉及8户人家，都是王大爷的邻居，而且事发之前都收到了王大爷送去的野生蜂蜜。

调查队问过所有发病人员或其家属，他们的症状跟食用蜂蜜的量呈正相关，吃的蜂蜜越多，症状越重。

8户人家一共发病15例，其中死亡3例、重症4例、轻症8例。所有病例中除王多多是两岁幼儿外，其余都是60岁以上的老年人。死亡的3例中，除住在王大爷家隔壁的一对70多岁的老夫妇外，还有一位近80岁的独居老人，住在村西头，是王大爷的本家叔叔。

根据王奶奶提供的消息，昨天下午，王大爷特意给这8户人家送过蜂蜜，每户两块蜂巢。隔壁老夫妇家里的蜂巢蜜被吃了大半，碗里只剩下一小块蜂巢。调查队队员到村西头老人家里检查时，发现两块蜂巢蜜被全部吃光，只剩下垃圾桶里被嚼过的已经不成形状的蜂蜡样物质。

所有患者家里的标本采集完成，送到了市疾控中心实验室。

·实验室支持与病因推断·

岩海市疾病预防控制中心，实验室。

患者标本和现场采集标本都集中在实验室，青耕主任根据经验和患者症状划定了大体检测范围。微生物方面检测肉毒梭菌、沙门菌和志贺菌；理化方面检测几种能引起食物中毒的常见毒素和生物碱：皂角毒素和黄曲霉毒素。实验室同事连夜加班，一系列检测下来，结果都是阴性。

秀水村集体中毒事件的调查陷入瓶颈。

青耕主任、李大白和谷小南在应急办公室内讨论。

李大白调出秀水村所在的秀山县的资料，包括秀山县的人口、气候、植被、地貌、农作物、历年暴发的疫情……

资料图片通过投影仪一张张在白墙上闪过。秀山县秀水村位于岩海市西南，丘陵地貌，属于云台山脉的一部分。秀水村有 53 户 208 人，村内无任何学校，为方便学龄儿童上学，大部分村民居住在秀山县城。秀水村离秀山县城 29 公里，秀水村大部分青壮年在县城或市区打工，村里只留下几户老人。村民们以务农为生，主要种植水稻、烟叶、锥栗。秀山县是岩海市的水稻种植大县，也种植多种经济作物，县内有一家中成药制造厂，主营风湿类药物，中药材雷公藤是秀山县的一大特色，县内有大规模雷公藤种植区。

看到这里，青耕主任按下暂停键，白墙上停着一张图片——白花绿叶，正是这个季节雷公藤的样子。

青耕主任说："通知实验室，检测雷公藤甲素。"

李大白虽然不清楚青耕主任为什么突然让实验室检测雷公藤甲素，但还是按照要求通知了实验室，之后问："头儿，你怀疑秀水村聚集性中毒事件是雷公藤甲素引起的？"

"不错，雷公藤是卫矛科雷公藤属的藤本植物，别名黄藤木、菜虫药、红药等。雷公藤全株有剧毒，当人体摄入量达到一定程度时会引起胃肠道黏膜充血、水肿、出血、坏死，还能损伤中枢神经系统，损伤心、肝、肾等重要脏器。雷公藤引起的中毒症状跟这次秀水村聚集性中毒事件中患者的症状完全吻合！"

李大白还有疑问："可是我们之前的流调资料显示，患者并没有吃过雷公藤。"

青耕主任说："雷公藤全株有毒，患者也许没吃过枝叶，但可能接触过别的部位，比如花粉。"

谷小南说："我知道了，蜜蜂采蜜会将雷公藤的花粉混入蜂蜜中，村民吃了含雷公藤花粉的蜂蜜就会中毒。"

李大白还是有疑问："可是我们去秀水村做现场流调的时候，没发现有雷公藤。"

青耕主任说："蜜蜂采蜜时能飞到离蜂巢 7 公里远的地方，最远能飞到 14 公里以外，我们要检查的是，以蜂巢为中心方圆 14 公里范围内是否有雷公藤蜜源。"

新的流调方案出来了，调查组又开始忙活起来。这次队员们要在秀水村附近寻找是否有雷公藤蜜源。

按照王大爷之前的交代，发现野生蜂巢的位置在秀水村后山树林，离秀水村不到1公里。调查队开始以蜂巢为中心进行寻找。

为节省时间和人力，调查队申请使用无人机，无人机的画面同步传到疾控中心应急办公室的会议屏幕上。

很快，无人机越过秀水村后的丘陵最高处，山的另一边是一大片雷公藤种植区。大片的雷公藤正处在花期，蜜蜂、蝴蝶飞舞其中，周围还有零星几棵开着小黄花的博落回。

这片种植区与秀水村之间隔着一座丘陵，想要跨过布满荆棘灌木的丘陵对人来说有些困难，但对蜜蜂来说却很容易。这里距王大爷发现野生蜂巢的地点直线距离不过4公里，正处在蜜蜂的采蜜飞行范围内。

找到蜜源，疾控实验室也出了结果：在王大爷带回来的野生蜂蜜中检测出雷公藤甲素，中毒患者体内也检测出雷公藤甲素。显微镜下，在野生蜂蜜内发现大量雷公藤花粉，还有少量博落回花粉。

现场证据和实验室检测结果结合证实，秀水村聚集性中毒事件的原因是村民们食用了被雷公藤污染的野生蜂蜜。

找到了中毒原因，医生及时调整治疗方案，进行血液透析，患者的病情被控制住了，几天后陆续出院。

·结案报告·

秀水村村民王大爷从村后树林里摘到一个野生蜂巢，带回家后与邻居分食，野生蜂蜜中含有雷公藤花粉，导致食用人群出现雷公藤甲素中毒症状，致15人中毒，其中3人死亡。经过此次事件，疾控中心通过各种途径加强宣传，呼吁大家谨慎食用野生蜂蜜，尤其是蜂巢附近曾有各种有毒花盛开，避免发生食物中毒。

📝 疾控提示

● 为什么会蜂蜜中毒

蜂蜜中毒主要是因为蜜蜂采集有毒蜜源植物的花粉或花蜜，导致蜂蜜中含有有毒生物碱等成分，从而致使人体中毒。我国蜜源植物品种繁多，但其中一些有毒。一般在农历六七月或干旱少雨季节，很多无毒蜜源植物的花已枯萎，只有少数有毒蜜源植物、根系发达的藤本植物，如雷公藤等正处于开花期。若蜜蜂采集了这些植物的花蜜或花粉，便会酿成毒蜜。我国报道的常见有毒蜜源植物包括南烛、雷公藤、昆明山海棠、博落回、乌头、曼陀罗、羊踯躅、钩吻、毛地黄等，种类较多且分布广泛。蜜蜂采集这些有毒植物的花蜜和花粉酿蜜，蜂蜜内就可能含有钩吻碱、羊踯躅苷、东莨菪碱和雷公藤生物碱等毒性物质。

● 蜂蜜中毒的症状

由于有毒蜂蜜所含毒性物质不同及个体状况差异，中毒患者所呈现的临床症状不尽相同。比较常见的症状有恶心、呕吐、口干、头晕、食欲不振、腹痛、腹泻、乏力、全身或四肢发麻等。较重的中毒症状除有腹泻伴柏油样便、血便外，还可能出现肝脏损害。严重的中毒患者会出现肾功能损害的表现，如少尿、血尿、蛋白尿，还会出现寒战、高热、尿闭、血压下降、休克、昏迷、心律不齐等症状，有典型的心肌炎表现，最后可因循环中枢和呼吸中枢麻痹而死亡。

● 蜂蜜中毒的预防

尽量不要购买来源不清、没有标签标识的"三无"产品，应选择正规食品生产企业生产加工的蜂蜜。工厂加工蜂蜜必须经过挑选蜜源、调温、杀菌等过程，从来源上减少蜜蜂接触有毒花粉的可能。对于个体养蜂户提供的蜂蜜，要注意鉴别，不吃颜色较深、呈棕色、有苦味或涩味等性状异常的蜂蜜。为确保食用安全，初次食用某种蜂蜜应尽可能少吃，逐渐增量，如发现异常要立即停止食用并及时就医。

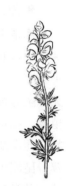

第二案　十全大补

一道养生药膳加上几杯药酒，差点儿把几人"送走"

秋季来临，天气日渐寒冷。

岩海市位于南方沿海地区，每到这个季节，居民们都有进补的习惯。从各家各户的厨房到大街小巷的餐馆，各种药膳、补汤都被端上餐桌，人们开始"贴秋膘"准备过冬。

西郊城乡接合部某小区楼盘的施工工地，很多楼房盖到了一半，工人们正如火如荼地干活。

傍晚，一天的工作结束，大量的工人从工地里出来，三三两两地朝工地食堂走去，准备吃饭休息。还有很多工人朝远离食堂的方向走，准备结伴一起去工地旁边的一条小吃街。

所谓的小吃街就是楼盘附近村子的主街，街上有几家商店和小餐馆。村子不大，叫孟祖村。由于位于郊区，本来这些商店和小餐馆的顾客只是村里的村民，但随着附近小区的开发建设，涌入了大量的外来劳动力，建筑工人一下带火了村里商店和餐馆的生意。

孟祖村主街有一家烟酒店，除售卖各种规格的成品烟和酒外，还顺便卖自家泡制的药酒，在这个季节，药酒很畅销。

几个工人停在烟酒店门口，其中一个人朝店内张望："这家店里卖药酒，听说还不错，我们买一点儿一起到餐馆里喝？"

同行的几个人纷纷同意，于是他们走进烟酒店。

烟酒店老板是一个40来岁的中年胖男人，见有顾客上门，立刻笑脸相迎："想来点儿什么？"

"老板，最近天气开始变冷，我膝盖有点儿疼，想来点儿药酒。"其中一个工人说。

"药酒啊，我这里最多的就是药酒，能治各种病，药材都是我自己进山挖的，药酒的效果绝对好！"烟酒店老板指着店铺一侧的一排玻璃酒罐子，对工人们继续介绍说，"这个药酒是最近新泡的，里面是雪上一枝蒿，能祛风祛湿、强身健体，最适合膝盖等关节疼的人。"

"行，给我来4斤。"

烟酒店老板一愣："这个药酒一次不能多喝。"

"我们人多，买4斤还担心不够分呢。"

"那行，我给你量。"烟酒店老板似乎松了一口气，找来一个4升的塑料桶，从玻璃酒罐子里放出药酒。

工人们结了账，烟酒店老板嘱咐说："记得不能多喝啊，如果效果好，在你们的工友中给我宣传宣传。"

"放心吧老板，如果喝着好，我们肯定是回头客。"

工人们拎着药酒去了隔壁的小餐馆。餐馆里已经坐了半数人，有本村的村民，但大部分是刚下工的工人。

刚进来的6个人拎着药酒找了一个靠窗的大圆桌坐了下来，对老板吆喝："老板，拿菜单过来。"

餐馆老板正在后厨忙活，过来的是一个20来岁的年轻女服务员，她把简易菜单放在桌上，问："想吃点儿什么？"

菜单很简单，就是一张封了塑料膜的纸，正反都有字，上面印着各种菜名和主食名，菜都是糖醋里脊、酸辣土豆丝、糖醋鱼之类的家常菜。

工人们传阅了菜单，似乎不满意菜单上单调的菜品，其中一个人问服务员："昨天我们去隔壁那家，人家有药膳，你家怎么没有啊？"

"我家也有，只是没写在菜单上，今天我家餐馆有新推出的十全大补汤。"服务员指着墙上新贴出来的单子，上面赫然写着"十全大补汤，一锅 180"。

"十全大补汤？名字倒是挺好听，里面都有啥？"

"羊肉和 10 种滋补性的中药炖在一起。"

"不就是炖羊肉嘛，还 180 一锅，挺贵啊。"

服务员忙解释："我们放的羊肉多，有 3 斤呢，而且我们用的 10 种滋补性的中药都很名贵，这个季节我们这里就要吃这种药膳。你看你们隔壁桌已经点了一锅，光闻着味儿就很香，好吃又滋补，这个时候吃这个最好了。"

隔壁桌上十全大补汤的气味儿飘散过来，羊肉的香味儿还混着草药的味道，很好闻。

说话的工人咽了口唾沫，追问："10 种中药都有啥？"

"当归、枸杞、黄芪、雪上一枝蒿……"

"行，那就来一锅，再给我们配一盘花生米、一份酸辣土豆丝，再来两盆米饭。"

"好，稍等。"

服务员写好菜单去了后厨，跟老板说："又来了一桌，要十全大补汤。"

后厨里除了老板，还有一个请来的厨师，老板正在指挥厨师对今天刚上的新药膳十全大补汤进行配料。

老板说："行，让他们等一会儿，先把几个素菜上了。"

服务员装了一盘提前炒好的花生米，先端到工人们的桌上。

刚才点菜的工人问："十全大补汤什么时候好？"

"后厨已经在做了，马上好。"

工人突然对着后厨方向大喊："老板，记得多加点儿料，你的那个 10 种名贵的中草药多放点儿，别舍不得啊！"

老板听到声音，也大声笑着回应："行，给您多放点儿。"

说话间，老板又向锅里撒了几片白色木头片儿样的配料。

很快，十全大补汤上桌了。热气腾腾的羊肉汤上漂着香葱和青菜，还有各种颜色的草药片，肉香中混杂着草药香，很开胃。

6个人围成一桌开吃，同时每人倒了一大杯刚才在烟酒店买来的药酒，几个人一边吃菜，一边喝酒聊天。

不一会儿，每个人都几杯酒下肚，十全大补汤里的羊肉也下去了大半。

突然，一个工人伸手夹羊肉的时候，羊肉掉在了桌上。他试图把掉在桌上的羊肉夹回自己的盘子里，可是试了两次都没成功，他的手开始哆嗦。

他又试了一次，这次不仅手有些哆嗦，身上也开始感觉像很多蚂蚁在爬。他伸手挠着脸和胳膊，瘙痒感丝毫没有减轻，同时嘴唇也开始变得麻木。

"哎，我感觉不对劲儿，身上好像有很多蚂蚁在爬。"

坐在他旁边的工人也开始抱怨："我也觉得不对劲儿啊，心慌得厉害，不会是酒喝多了吧，可我就喝了三杯。"

又有一位工人说："我喝了三杯半，现在也有点儿心慌，而且这个眼睛看你们都是模糊的，我酒量没这么小啊。"

"我感觉心慌！"

"我觉得恶心，吃不下。"

一桌6个人本来吃得热火朝天，现在都开始不舒服了。6个人都觉得不对劲儿，莫不是吃的东西有问题？

刚才吃得最多的那个人突然开始呕吐，将吃下去的东西吐出了大半，整个人也顺着椅子滑到了桌底。

隔壁桌的人发现异样，纷纷上前去查看，发现刚才滑到桌底的人已经脸色苍白，只有出气没有进气了。再看同桌的其他几个人，也都面色苍白。

"120！快打120救人啊！"老板大喊。

·病例发现与报告·

岩海市疾病预防控制中心，应急办公室。

青耕主任收到区疾控中心的报告：市医院上报一起集体食物中毒事件，17 人有中毒症状入院治疗，1 人死亡、5 人症状严重。经区疾控中心初步流调发现，中毒的人都在孟祖村一家小餐馆用过餐，初步怀疑是餐馆里的食品出了问题。区疾控中心正派人去餐馆进行调查。市医院接诊医生根据临床症状怀疑是乌头碱中毒。住院患者标本正送往市疾控中心实验室。

青耕主任立即抽调相关人员组成两个调查组，分组行动，一组去往市医院，二组去往事发餐馆。

·现场流行病学调查·

西郊孟祖村，调查组的流调车停在村中主街上，事发餐馆门口已被拉起一圈警戒带。

餐馆门口有个广告灯牌，标着小餐馆的名字"大郎家常菜馆"。除了广告灯牌，餐馆临街的玻璃窗上还贴着醒目的纸质招牌菜单广告"新菜品推出，十全大补汤"。菜单广告下还贴着图片，一大锅羊肉上面撒着葱姜蒜末，还有各种中草药片。图片上的菜让人垂涎欲滴，一看就非常有食欲，这种图片在网上非常普遍，很多人见过。

集体中毒事件发生突然，餐馆临时停止营业，因此现场杂乱。餐馆大厅内，调查组的队员正在询问老板具体情况。

李大白问："现在有几个问题需要你配合回答，今天的几桌客人都吃过你们新出的菜品十全大补汤，是吗？"

"是，十全大补汤是店里今天新推出的菜品，一种羊肉汤药膳，里面有多种药材。最近不是要换季了嘛，都流行吃药膳，我在网上找了个秘方，从中药店买了各种药材，专门做出了一个十全大补汤的药膳。本想着能吸引顾客来，谁知道第一天就出事儿了，我怎么这么倒霉啊！"餐馆老板唉声叹气。

李大白追问："你说这个十全大补汤的药方是从网上搜的？什么

时候开始使用的？"

"是啊，药方是在网上搜的。草药一部分从网上买的，一部分从药店买的。我亲自试过那个方子，昨天还吃了一锅十全大补汤的炖羊肉，我和家人都没事，怎么今天做一样的，店里的顾客就出事了？应该不是这个汤的缘故吧？唉，我真是太倒霉了！"餐馆老板紧张得又开始自言自语。

调查组开始对餐馆进行采样，后厨大锅里炖着羊肉，小锅里有炒了一半的土豆丝，灶台上放着很多瓶瓶罐罐。

餐馆老板指着锅里的羊肉汤对青耕主任和李大白说："这就是今天新推出的菜品，十全大补汤，也就是炖羊肉，在推出这道菜之前，店里从来没出过事情。"

青耕主任已经注意到灶台上众多的瓶瓶罐罐中有几种是中草药片，其中应该有乌头。他戴起手套，挨个拿起调味罐中的草药片，仔细闻了闻，从中选出一种，说："这种就是乌头类的，从形状和颜色上分辨应该是雪上一枝蒿。"

餐馆老板确认这是从药材商店买来的雪上一枝蒿原药，自己加工成片，用于熬制药膳。

雪上一枝蒿是乌头属植物的一种，中医认为它有祛风除湿、温经止痛的作用，常被用于治疗风寒湿痹、关节疼痛麻木、心腹冷痛等症，但用法和用量都有严格要求，如果用量过大或炮制不当就会引起中毒。

李大白拿起汤勺搅动锅中的羊肉汤，仔细看了汤中中草药片的含量，皱着眉头说："是放了不少的乌头片，但按这个量应该吃不死人吧？"

区疾控中心的李科长问："你还能看出这锅汤含毒量的多少？仅用肉眼？你是怎么看出来的？"

李大白说："我也只是推测。以前我妈煮排骨汤时曾放过乌头片，就跟这个差不多，当时我吃了也没反应，不过她应该是煮的时间长，饭店里煮的时间肯定短，时间越短，毒性被破坏得越少，残余毒性就越大。具体含量，还要靠实验室检测。"

青耕主任接到第一调查组谷小南打来的电话，说死者和症状严重的5人在餐馆的同一桌就餐，还带了从隔壁烟酒店买的药酒。

青耕主任来到大厅，在餐馆老板的指引下找到了死者和症状严重的5人用餐的餐桌，桌上的残羹剩饭保持着原样，有吃了大半的羊肉汤、两个半盆的米饭、满桌子的米饭粒、半碟花生米和一盘已经见底的土豆丝，还有6个玻璃酒杯和一塑料桶已经见底的散装酒。6个玻璃酒杯里还有残余的剩酒，不是清亮的白酒，而是棕色，像是药酒。

青耕主任凑近酒杯，用手扇了扇杯口，一股浓重的酒味扑面而来，酒气中带着草木味儿。

果然是药酒。

青耕主任让李大白对药酒采样，之后按照医院里患者的提示找到隔壁的烟酒店。青耕主任亮出工作证，顺利进入店内调查。

烟酒店的货架上摆放着一排大玻璃罐，里面浸泡着各种药材。青耕主任调出医院患者的照片问烟酒店老板："这个人今天傍晚在你这里买了4斤药酒，你还记得吗？"

烟酒店老板看了看照片，立刻想了起来，说："记得，他们买了我的乌头酒，一下买了4斤。他们临走的时候我还特意嘱咐，这酒大补，祛风祛湿，强身健体，但不能多喝。"

青耕主任对每样药酒均采了样，重点采集了乌头酒。所有标本采集齐全后送往疾控中心实验室，检测结果很快就出来了。

·实验室支持与病因推断·

在医院患者及死者的体液标本中都检测到不同含量的乌头碱。在孟祖村问题餐馆后厨的羊肉汤中，以及几个餐桌的十全大补汤中均检测到了乌头碱，含量均在10微克/毫升左右。在死者及重症患者所在桌上的药酒里检测到乌头碱，含量非常高，高达810微克/毫升。药酒中乌头碱的含量是十全大补汤中乌头碱含量的80多倍。在从烟酒店带回的乌头酒标本中检测到了乌头碱，含量高达810微克/毫升，跟问题餐馆中死者一桌曾饮用的药酒的成分含量相同，确定是同一批药酒。

青耕主任制定了病例定义，在孟祖村周围工地及附近医院搜索相关病例，同时查封追缴问题药酒，阻止中毒事件再次发生。

·结案报告·

岩海市西郊孟祖村，烟酒店老板用乌头属中药雪上一枝蒿泡制药酒，并将药酒售卖给附近的工人。药酒中的乌头碱含量超标，工人李某一行 6 人购买了药酒之后去了隔壁餐馆用餐，在饮用药酒后出现中毒症状。

餐馆新推出了十全大补汤，即用乌头属植物为辅料炖羊肉，经过检测，羊肉汤内乌头碱含量高达 10 微克/毫升，顾客在食用补汤之后出现乌头碱中毒症状。工人们喝了药酒，同时吃了含乌头碱的十全大补汤，当场发病被送往医院，经抢救 5 人脱离危险、1 人死亡。餐馆内吃了十全大补汤未饮用药酒的 11 名顾客出现轻微乌头碱中毒症状，经过住院对症治疗，脱离危险康复出院。

通过没收追缴烟酒店的自制药酒、整顿药膳餐馆、科普乌头等有毒中药材的知识，避免更多中毒病例出现。

✏️ 疾控提示

● 什么是乌头碱类药物

乌头碱类药物是存在于毛茛科乌头属中药材，如川乌、草乌、雪上一枝蒿等中的主要药用成分，一般指乌头碱、次乌头碱和新乌头碱，它们是双酯型二萜类生物碱，有剧毒。《中国药典》2020 版规定，其总量应低于 0.17%（按草乌、川乌干燥品计）。其中乌头碱毒性最大，纯乌头碱 0.2 毫克即可引起毒性作用，3~5 毫克可导致死亡。

● 乌头碱类药物的用途

在临床上，乌头碱类药物可用于镇痛、消炎、麻醉、降血压等，民间常用乌头碱类药材炖肉或泡酒来治疗风湿性关节炎、跌打损伤、关节疼痛等。然而，炮制不当、煎药时间不足、误服、服用过量等均易造成乌头碱中毒。

● 乌头碱中毒的症状

乌头碱具有强心、抗休克、抗心律失常、抑制呼吸中枢、兴奋迷走神经等作用，同时还具有促进细胞凋亡、抑制心肌细胞生长的细胞毒性。因此，乌头碱中毒的临床症状主要表现为神经系统、心血管系统、呼吸系统和消化系统的症状，中毒潜伏期较短，临床发病时间从数分钟到3小时不等，以30分钟至1小时多见。神经系统症状出现最早，主要表现为口舌与四肢麻木、蚁行感、全身紧束感，伴眩晕、眼花、视线模糊，重者抽搐、意识不清、大小便失禁甚至昏迷。心血管系统症状主要表现为心悸、胸闷、心动过缓、血压下降、多源性和频发室性早搏、心房或心室颤动等多种心律失常和休克，心脏损伤是乌头碱中毒的主要特征。呼吸系统症状主要表现为呼吸急促、呼吸困难、发绀、急性肺水肿、呼吸衰竭等。消化系统症状主要表现为出汗、流口水、恶心、呕吐、腹痛、腹泻等。

● 乌头碱中毒的预防

中药材种类繁多，非专业人士难以辨别，不要乱采相似药草自行浸泡药酒，谨慎使用中药材泡制药酒。

不购买、不饮用、不邀他人饮用无标签标识、浸泡中药材成分不清、来历不明的泡制药酒。

不要盲目使用秘方、偏方制成的药酒、药膳，若需用中药材进补养生，应在专业医师指导下使用。

怀疑乌头碱中毒时，第一要立即进行催吐，尽量减少毒物吸收，第二要尽快到医院就诊，及时进行治疗。最好保留一些食用过的汤药或药酒，交给医生鉴别，以明确病因，便于对症治疗。

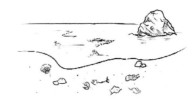

第三案　红色的海

近海海域发生赤潮，沿海居民食物中毒案件频发

岩海市东城区月牙湾，第一海水浴场。

春季的傍晚，风有些凉，不是下海的季节，但海水浴场周围还是挤满了人。

迎着夕阳，海面一片血红色。红色大海，这是岩海市百年难遇的奇景，引来很多市民和游客围观。

从两天前的下午开始，东城区第一海水浴场附近的海域就出现了赤潮景观。赤潮海域绵延数公里，主要集中在第一海水浴场附近三面环陆的海湾区域。

白天，海水变成红色。夜里，海浪和周围沙滩上出现蓝色荧光，变成一片荧光海。海浪越大的地方，荧光越明显。有船在海面航行，划起一道道蓝色的荧光尾，更是吸引很多游客前来观看。

两天的时间，岩海市东城区月牙湾第一海水浴场附近海域出现荧光海和赤潮的消息在网络上很快传播开来，这不仅吸引了当地的市民，还吸引了很多外地的游客。白天的游客多，夜里的游客更多。

太阳落山，光线越来越暗，月牙湾的海中荧光越来越明显。虽然海边已经竖起"禁止下海游泳"和"禁止接触海水"的警示牌，但还是有很多游客踩着退潮的海浪，在沙滩上留下一串串带着蓝色荧光的脚印。

沙滩人群中有两个熟悉的人影，李大白和谷小南两个俊男美女光着脚在海浪刚退去的沙滩上漫步。

谷小南的脚浸泡在海水里，突然，她感觉脚背又疼又痒。

李大白把谷小南拉到海滩上没有海水的地方，打开手机的手电筒功能，仔细检查她的脚，只见两只脚上都有密密麻麻的红点。

"应该是过敏了，附近有诊所，我先带你去处理一下。"

海滨诊所内，李大白问医生："医生，我朋友的脚是过敏吗？"

诊所医生仔细看了看，说："嗯，是皮肤过敏，我给你开点药膏，仔细涂上，涂之前把脚用淡水洗干净，还有最近不要接触海水，尤其是发生赤潮的海水。"

一路过来，谷小南脚上沾的海水已经被风吹干，脚背上带着些许干燥的海盐粒子，脚底板还带着许多海沙。

诊所医生是一位60多岁的精瘦老头儿，头发灰白，戴着一副黑框眼镜，一边开药一边跟等在一旁的李大白说话："你们现在的年轻人啊，就是喜欢浪漫，为了浪漫不顾危险。最近海边出现赤潮，还有罕见的荧光海现象，好多年轻人都过来看荧光海。但是这种荧光海（水）有毒，根据个人体质不同，很多人下海之后会有过敏现象。你看我诊所里的这些人，好多都是皮肤过敏。年轻人，女朋友要去玩海水，一定要劝着点儿，在岸边看看就好。"

李大白拿着开好的药膏，也不解释，只是答应着："好的，我会劝着。"

突然，诊所外传来急切的呼救声。紧接着一群人闯进诊所，其中一个人是被抬着进来的。闯入的人群带进一阵酒气，被抬进来的是一个20来岁的年轻小伙子，已经昏迷。

"医生，快来看看我朋友！我们在隔壁吃饭，他突然就晕倒了，刚才还浑身抽搐、口吐白沫，现在不抽了，但是人完全没反应。医生，他平时身体很好的，是食物中毒吗？可是我们吃的东西都一样……"送患者进来的几个人七嘴八舌地跟医生反映情况。

诊所医生检查过患者后，脸色大变："快打120！他的情况我这里处理不了。"

附近最近的医院的救护车过来也要10多分钟。出于职业习惯，李大白和谷小南都想过去看看情况，但谷小南的脚不方便下地走路，于是李大白上前查看患者的情况。

患者嘴角歪斜，四肢瘫软无力。如果是中毒，应该是神经类的毒物。患者嘴角还有一些没有擦干净的呕吐物。既然在一起吃饭，那么同桌的其他人也可能中毒。

"你们有没有不舒服的情况？"李大白问陪同的人，"比如说肚子疼、恶心，或者是手脚麻木、嘴唇发麻之类的症状？"

被李大白这么一说，本来还处在因同伴生病而震惊中的几个年轻人都开始反观自己的情况。

"哦，我有点儿嘴唇发麻，我觉得可能是菜里的胡椒和辣椒放多了。"

"我也舌头发麻，难道这不正常？"

"我手有些麻，之前觉得是因为抬朋友过来累的，现在感觉好像也不是。"

"我好像也有点儿嘴麻。"

同桌的几个人，一个已经发病呈昏迷状态，另外几个或多或少都有嘴唇发麻、手脚发麻的情况。情况不妙，一般患者症状的轻重会跟摄入毒物的量和摄入时间的长短有关系。

李大白立刻嘱咐几个人："你们也要去医院，告诉医生你们的症状，尤其要说明你们晚上吃了什么东西，医生会对你们做相应的治疗。"

其中有个感觉身体无任何异样的人疑惑地说："你的意思是，我们是食物中毒？"

"不确定，但很有可能。"

说话间，救护车呼啸而来，又载着患者和他的几个朋友呼啸而去。

·病例发现与报告·

岩海市疾病预防控制中心，应急办公室。

青耕主任接到东城区疾控中心的报告：东城区辖区内发生一起食物中毒事件，经区疾控中心初步流调发现，8 名患者都曾在某大排档吃饭，从吃饭到发病不超过半小时，在区医院按照普通的细菌性食物中毒进行输液治疗后，效果不好，其中 1 名重症患者死亡，其他 7 名患者转去第一人民医院进行洗胃、导泄、吸氧、利尿，症状缓解。

区疾控中心对大排档的现场调查发现，8 名中毒患者在当天晚上都食用过大量海鲜，再结合他们的症状，医生和疾控调查员初步怀疑是海洋毒素引起的食物中毒。相关标本正送往市疾控中心实验室，请市疾控中心协助调查。

紧接着，又有两家区疾控中心共报送上来 5 起类似的食物中毒事件，区疾控中心的初步流调资料一并发给了青耕主任。

青耕主任立刻抽调相关人员组成调查组，制定了病例定义，搜索相关病例，追踪最近 6 起食物中毒事件的特点，寻找共同的中毒源头，避免更多类似事件发生。

·现场流行病学调查·

青耕主任在所有流调资料中发现一个问题，6 起食物中毒中有 4 起的患者都食用过海螺，海螺中混有有毒的织纹螺，但还有 2 起是以家庭为单位的食物中毒，其中的患者没有去酒楼或大排档吃过东西，近期也没有食用过海螺，甚至连海鱼及其他新鲜海鲜都没有吃过。

这 2 起没吃过海鲜的食物中毒事件，难道跟其他事件没有联系，是个案？

再看流调资料中患者的症状，都有口唇麻木、四肢麻痹、腹痛腹泻的症状，跟石房蛤毒素引起的食物中毒症状一样。这 2 起以家庭为单位的食物中毒事件中毒素的来源又是什么？

应急小组的几个人在办公室内讨论着原因。

　　青耕主任在工作群里发了一份文件，解释说："这是刚才海洋局发过来的一份文件，是关于这次岩海市附近海域发生赤潮的相关情况的说明。这次赤潮的主要浮游生物是原甲藻，其中的一些亚种含有荧光素，所以会出现荧光海现象，但是最主要的危险是这些浮游生物会产生毒素。文件里特别指出，相关部门要做好应急准备。"

　　李大白说："现在海面上赤潮严重，我们能看到的是大量鱼类死亡，影响渔民的经济收入，但我们人类作为食物链中的一环，就算不吃死鱼，赤潮产生的毒素也会在食物链中逐级堆积，最终总会影响我们。"

　　谷小南问："所以，最近的食物中毒事件增多可能跟此次赤潮有关？"

　　"对。"青耕主任继续解释说，"我们疾控每年处理的食物中毒事件不下上百起，不论是化学性的、细菌性的，还是病毒性的，这些食物中毒都有一定的规律，哪个季节发生哪几种食物中毒事件都有规律。每次赤潮发生之后，海洋毒素引起的食物中毒事件数量会猛增。"

　　"现在是春夏交替的季节，细菌性食物中毒的可能性也非常大，比如说沙门菌、副溶血性弧菌、志贺菌、空肠弯曲菌这些常见致病菌引起的食物中毒的临床症状都很相似，如何跟海洋毒素食物中毒做区别呢？"谷小南抓住机会向青耕主任这个老前辈讨教经验。

　　青耕主任说："以前在老防疫站的时候，实验室的检测技术跟不上，要确定某种病原需要很长时间，每次遇到食物中毒事件，我们会根据患者的症状、吃的食物、当时的季节等线索做出初步推断。后来实验技术越来越先进，再有食物中毒的事件，把患者的标本和可疑食物送到实验室，同时进行现场流调，根据患者吃的食物种类，给实验室检测确定一个大体的范围，就能很快有针对性地查出病因。现场流调和实验室检测同时进行，能快速判断病因，就像现在发生了赤潮，如果再出现食物中毒事件，我们就会建议实验室除了常规的细菌性检测，再加上几种海洋毒素的检测。"

　　谷小南说："我明白了，以前人们不确定是哪种病原体的时候，只能凭着流调经验推测传染病的传播途径、传播方式，通过反复尝试确定传染源、切断传播途径来控制传染病的流行。后来实验技术高速发展，能通过实验手段检测到具体的病原体，这样反过来又能指导现场流调，总之，这是一个相互促进的过程。"

李大白说："以前的流调经验同样适用于现在，尤其是当某种新的病原体出现，在不能确定新病原体的具体特征时，通过现场流调能发现疾病的传播途径和传染源，同样能达到控制传染病的效果。"

青耕主任说："之前海洋局发布的消息称，这次赤潮已经在岩海市附近海域持续了20多天，扩散到岸边来也有两三天的时间了，海洋深处的鱼类或者是贝类，只要以浮游生物为食、在这个食物链中存在的都有可能富集石房蛤毒素，所以只要食用过这个食物链中的任何一环，都有可能被毒素侵害。"

谷小南说："分析我们目前接到的食物中毒案例，没吃海螺的这2起事件有一个共同点，他们都曾吃过火锅丸子，其中有鱼丸。"

岩海市市面上流通的鱼丸大部分是海鱼制作的，这样算来鱼丸也算是海鲜产品之一。

仅在应急小组讨论的时间里，大疫情网上又陆续收到3起有类似症状的食物中毒疫情报告。

这食物中毒疫情上报的频率也太高了点儿。新上报的食物中毒疫情流调资料也陆续发了过来，青耕主任看了一遍，发现几个新的事件中的患者都没有吃过海螺，但有一个共同点是他们吃过鱼丸或是虾酱之类的海产品。

各个县区食物中毒事件的标本从送到实验室到出结果还需要一段时间，青耕主任决定在结果出来之前先追查鱼丸和虾酱的来源。

通过询问几起食物中毒事件的患者，他们顺利找到了鱼丸的购买地点，再根据鱼丸的销售商找到鱼丸的生产厂家。几起食物中毒事件中患者食用的鱼丸都出自同一个生产厂家——长岛美人鱼海洋水产品加工厂。

调查组去往长岛美人鱼海洋水产品加工厂，查看鱼丸生产线，发现该厂竟以赤潮中死亡的海鱼为原料进行鱼丸加工。调查人员保留证据，采样带回疾控实验室。

·实验室支持与病因推断·

相关结果很快出来，在几起食物中毒事件中采集回来的鱼丸和虾酱标本中检测到石房蛤毒素；从长岛美人鱼海洋水产品加工厂带回来的鱼丸和虾酱中也检测到石房蛤毒素；在长岛沙滩上采集的死鱼体内也检测到石房蛤毒素。

通过多部门联合办案，用赤潮死鱼加工海产品的问题工厂被取缔，市面上已经流通的问题海产品也被陆续追回，加上健康宣传，提醒市民们挑选海鲜时避开有毒的织纹螺以及可能被赤潮污染的鱼虾，岩海市石房蛤毒素中毒事件数量明显下降。

·结案报告·

岩海市附近海域暴发赤潮，赤潮中的有毒藻类产生石房蛤毒素，海洋螺类及贝类富集石房蛤毒素，毒素沿着食物链一步步聚集。长岛某问题海产品加工厂用赤潮死鱼制作鱼丸和虾酱，导致市民在食用之后发生石房蛤毒素中毒。部分市民因为食用混入织纹螺的问题海螺也发生石房蛤毒素中毒。

通过取缔问题加工厂、追缴有毒海产品、严禁被赤潮污染的海产品流入市场等一系列措施，岩海市因为赤潮造成食物中毒的问题被控制住。

📝 疾控提示

● 什么是赤潮和贝类毒素

赤潮，又称"红潮"、"有害藻类"和"红色幽灵"，是一种在特定的环境条件下，海洋中的浮游生物（多为微藻或原生动物）暴发性急剧增殖或高度聚集而引起水体变色的有害生态现象。有些赤潮生物会分泌赤潮毒素，鱼、贝类处于有毒赤潮区域内，摄食这些有毒生物后会形成贝类毒素。贝类毒素无色无味，主要储存在贝类的消化器官中，其对贝类无危害，但如果人食用了染毒的贝类，贝类毒素则会迅速在人体内释放而导致人中毒。一些常见的贝类生物，如海虹、扇贝、牡蛎、蚬子、带子等，都是贝类毒素中毒的高风险食物。

● 贝类毒素的种类及中毒症状

常见的贝类毒素分 4 类：麻痹性贝类毒素、腹泻性贝类毒素、神经性贝类毒素和记忆缺失性贝类毒素。目前，尚无针对它们的特效药。

麻痹性贝类毒素是目前在世界范围内分布最广、危害最大的一类赤潮生物毒素。其中，由双鞭甲藻、膝沟藻科的藻类等产生的蛤类毒素、膝沟藻毒素，中毒初期会感到口腔、舌头、四肢麻痹，恶心眩晕，之后可出现身体部位麻痹，严重时可出现呼吸困难、喉咙紧张，危险期为 12~14 小时。

腹泻性贝类毒素中毒，由鳍藻属、原甲藻属产生的软海绵酸、鳍藻毒素、扇贝毒素、虾夷扇贝毒素引起。常见症状有腹泻、恶心、呕吐、腹部出现中度至剧烈的疼痛及痉挛。通常在进食受污染的贝类后数小时内出现，可持续三四天，一般不致命。

神经性贝类毒素是一类脂溶性贝类毒素，主要产毒藻为短裸甲藻，海洋卡盾藻和赤潮异弯藻也能产生此类毒素。人食用蓄积了短裸甲藻毒素的贝类后，一般 30 分钟至 3 小时就会出现神经性贝类毒素中毒现象，主要表现为胃肠功能紊乱和神经麻痹，严重者可致冷热感觉逆转、复视，以及呼吸、吞咽、言语困难等，在赤潮区吸入含有短裸甲藻毒素的气雾也会引起气喘、咳嗽等中毒现象。

记忆缺失性贝类毒素于 1987 年在加拿大的一次大规模中毒事件中被发现，中毒患者的典型症状为腹痛、腹泻、呕吐、短时记忆缺失、意识混乱、不能辨认家人及朋友，多数在进食后 3~6 小时发病，因其可导致记忆缺失的中毒症状而被命名。经研究，记忆缺失性贝类毒素的主要成分为软骨藻酸，属氨基酸类化合物。

● 贝类毒素中毒的预防

关注政府部门发布的赤潮预警公告。每年赤潮发生时，渔政部门都会发出预警，发生赤潮海域的海产品禁止上市销售。等赤潮过后，经抽检合格的海产品才允许上市销售。

通过正规渠道购买水产品。建议消费者在购买贝类时，尽量去正规的超市或市场。在赤潮预警期间，不要购买非正规渠道销售的贝类水产品，防止中毒事件的发生。发现有非法售卖行为的商贩，应及时向市场监管部门报告。

不自行捕捞海产品。沿海地区的居民不要在赤潮预警期间"赶海"打捞或采食海产品，平时也不要在生活污水排水口附近海域采集、捕捞海产品。

食用要留心，有症状及时就医。食用贝类时要去除消化腺等内脏，每次食用量不宜过多。食用后如出现恶心、呕吐、腹泻、四肢肌肉麻痹等症状，要立即前往医院接受治疗。

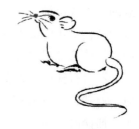

第四案　美味麻团

早餐店的美味麻团，为何成为致命元凶

岩海市西郊，兴隆小吃街。

小吃街东西走向，是岩海市西郊城区近几年新开发的商业街，里面大多是小饭馆，也批发零售各种农副食品。

深秋的清晨，小吃街很早便热闹起来。位于小吃街东头的是一家名叫"天天小吃"的餐馆。

餐馆外立着简易灯箱，上面贴着四个红色大字"天天小吃"，餐馆的玻璃门和玻璃窗上贴着红色小字"豆浆、油条、包子、凉皮、麻团、馄饨、面条"，都是些常见的吃食。

"天天小吃"店的老板是一对40来岁的中年夫妇。跟往常无数个清晨一样，老板夫妇一大早便打开店门，准备营业。包子放上蒸笼，油烧热，油条出锅，一切准备得差不多了，开始有客人陆续进店。老板娘在前面招呼客人，老板在后面厨房忙活。

突然，有客人惊声尖叫："啊，有老鼠！"

老板娘顺着客人手指的方向，发现一只大老鼠从后厨窜出来，又飞速逃出大门，钻进街面的下水道。

客人们开始抱怨，老板娘忙着安抚客人情绪。

当天半夜，老板娘趁老板收拾后厨的时间，去隔壁街卖日用杂货的铺子买夹鼠板。

杂货铺的老板是一位 60 来岁的老大爷，姓李，跟"天天小吃"店老板一家是邻居，经常去"天天小吃"买早餐。

"李叔，我来买几个夹鼠板。"

李大爷正准备打烊，见到是熟人老板娘，忍不住多问了几句："店里有老鼠？"

"是啊，以前没有，今天检查发现橱柜里有老鼠屎，还咬坏了好几袋芝麻和花生。"

李大爷拿出几种不同样式的夹鼠板，说："我店里的夹鼠板种类倒是不少，但是现在的耗子精着呢，夹鼠板一般不管用。我这儿有特效灭鼠药，你要不要拿一点儿？"

"灭鼠药？还是特效的？真的有用？"

"有用！我的这个市面上没有卖，叫'三步倒'，耗子只要一碰，三步就倒，见效快着呢。我看你是熟人才卖给你，别人我都不拿出来。"

杂货铺老板李大爷从堆满货物的铁架子下拖出一个木头箱子，打开箱子上的锁，从里面拿出一个发黄的小纸包，递给老板娘，悄声说："就是这个，多年前存的老货了，现在管得严，不让卖。"

"真的三步就倒？"老板娘将药包握在手里，疑问道。

"保证三步就倒，好使着呢。大家都是熟人，也不卖你贵，意思一下，10 块钱就行。"

老板娘买了鼠药和一个夹鼠板，付了 20 块钱，便回了店里。

等到了"天天小吃"店门口，老板正准备打烊。

"当家的，等一下，我把夹鼠板放进后厨，说不定今晚上就能把老鼠逮住。"

"行，快点，天快下雨了，家里晾在露台的衣服还没收。"

"知道啦，放好就走。"

老板娘一边听着老板的催促，一边往老鼠夹上放了一块沾了鼠药的馒头，之后，将老鼠夹和碎馒头一起放在橱柜门口。

放好之后，老板娘准备走，转头看见放在橱柜上的半碗白芝麻。

这些是上午的时候收集起来的芝麻，都是从被老鼠啃漏的袋子里掉落在地上的，现在刚好可以用来毒老鼠。想到这，老板娘将药包里剩余的鼠药全部倒进芝麻碗里，混匀之后，将芝麻碗放在老鼠夹旁边。

有老鼠夹、毒馒头、毒芝麻，这么多陷阱，老鼠一定会中招。看着自己的布置，老板娘满意地点点头。

第二天清晨，小店准时开门，客人陆续来吃早餐。老板娘依然在前面招呼客人，老板在后厨炸油条。

隔壁街杂货店老板李大爷来买早餐，拎着刚出锅的 2 根油条、4 个麻团准备回去。碰到老板娘，李大爷凑近，低声问："昨天给你的东西好用吗？"

老板娘来回地给客人端豆浆、拿包子，趁着空闲，悄声回应李大爷："早晨刚开店门时，没发现死老鼠，拌药的饵料也没见少。"

"不急，耗子都很警惕，新出现的食物不会吃，等过两天确定没危险之后才会吃，记得放在耗子经常活动的地方。"

"嗯。"

"还有，你家不是有个大花猫么，小心饵料别被猫给吃了。"

"知道，那只不干活的猫已经被我赶出后厨了，现在正围着客人要吃的。"

李大爷环顾小吃店，发现那只大花猫正在蹭一位女顾客的腿。女顾客似乎很喜欢猫，把桌上的麻团掰了一块儿扔在地上。大花猫叼起地上的麻团，躲在门旁，吃了起来。

李大爷笑了笑，说："猫在饭店里怎么会饿着，难怪连老鼠都不抓了。"

小店内吃早餐的客人越来越多，4 个大学生模样的小伙子坐在店内靠门的位置，每人点了一份豆浆、油条，其中一个体形微胖的男生还多点了几个麻团。

他们一边吃饭一边聊天，很快，碗里的豆浆见底，油条、麻团被吃光。

突然，其中一个瘦小的男学生的目光被小店门口的猫吸引。

"你看，那只猫口吐白沫，抖得厉害，是不是中毒了？"同桌其他人的目光也被吸引过去。

其他顾客的目光也被挣扎的小猫吸引。突然，吃过麻团的胖男生面色苍白，眼球上翻，紧接着"咕咚"一声倒在地上，四肢抽搐，口吐白沫。

老板娘慌了神，吓得直冒冷汗，嘴里哆嗦着嘟囔："妈呀，这是咋了？"

旁边有客人惊声喊："别是中毒了吧，赶快送医院！"

场面很混乱，老板听到声音，从后厨出来。更吓人的一幕发生了，小吃店内接连有人出现肚子疼，脸色发白，腿脚发麻，口吐白沫。

·病例发现与报告·

岩海市疾病预防控制中心，应急办公室。

青耕主任收到区疾控中心的报告：西郊兴隆小吃街出现集体食物中毒事件，目前中毒人数4人，1人死亡、3人在市医院接受治疗，潜在中毒人数不明，中毒原因不明，请求市疾控中心协助调查。

青耕主任立刻抽调相关人员组成调查组，分组行动，一组去往市医院，二组去往西郊兴隆小吃街现场调查。

·现场流行病学调查·

市医院，调查组向接诊医生、患者及患者家属了解情况，得到住院病例和死亡病例的详细资料。

死者姓名：李刚

性别：男

年龄：19周岁

职业：大二学生

住址：岩海市西郊大学城 A 区 14 号宿舍楼 502 室

既往史：无

主诉：10 月 14 日清晨，与同宿舍的其他 3 名舍友从网吧包夜出来，一起去兴隆小吃街天天小吃店吃早餐。4 人点了豆浆、油条和麻团。20 分钟后，早饭吃了大半，李刚开始出现头晕、恶心、呕吐、腹痛。其他 3 个同伴相继出现类似症状，随后拨打 120。

入院体格检查：口腔分泌物增多，呼吸困难，烦躁不安。

辅助检查：血常规正常，尿中有红细胞和蛋白，大便潜血阳性，心律失常，脑电图异常，头颅 CT 广泛大片状低密度影，脑回密度增高，脑室扩大。经实验室检测，呕吐物中检测到四亚甲基二砜四胺和氟乙酰胺。

初步诊断：急性灭鼠药中毒。

治疗方法：注射氟乙酰胺特效解毒药——乙酰胺，洗胃、导泻、镇静、止惊、纠正心衰，应用呼吸兴奋剂、肾上腺皮质激素、利尿剂。

患者入院 2 小时后，出现全身紫绀；4 小时后，出现剧烈的强直性惊厥，呼吸衰竭。

死亡时间：10 月 14 日下午 3 点 15 分。

青耕主任看过资料，制定了病例定义，开始在小吃店附近医院搜索相关病例。

兴隆小吃街，天天小吃店。疾控调查组赶到现场，在店外拉起警戒隔离带。

李大白亮出工作证向老板夫妇问话，其他调查组成员开始在店内采集样本。小店大厅里一片狼藉，桌上有打翻的豆浆，地上有散落的油条、麻团，还有中毒者的呕吐物。从小店内凌乱的场面，可以想象早饭时的混乱。调查组将地上的呕吐物、各种早餐都一一收集起来，放进采样箱。

李大白拎着采样箱进入小吃店的后厨。锅里的油还有些余温，旁边案板上放着几个面团，还有几个碗，碗里分别放着炒熟的花生、芝麻。后厨的另一侧是一排橱柜，橱柜上面堆着些杂物。打开橱柜的门，里面堆着面粉、大米，还有几包红花生、黑芝麻、白芝麻。

李大白正打算把每种东西都采集一些带回去，突然发现橱柜一角有几颗黑色的老鼠屎。这家小吃店内有老鼠！

李大白忽然想到什么，忙俯下身，脸几乎贴着地面，朝橱柜下查看。果然，橱柜下有一个老鼠夹。老鼠夹上还有一块馒头和十几粒芝麻。

李大白小心地将老鼠夹拖出橱柜，再用镊子将老鼠夹上的馒头和芝麻一一取下，装进采样袋。

从后厨出来之后，李大白走到老板夫妇面前，指着透明采样袋，问："这是你们饭店后厨橱柜下老鼠夹上取下的馒头和芝麻，这上面有没有放老鼠药？"

老板摇头，老板娘眼神闪烁。

老板先开口："没放鼠药啊，我们店里最近进了老鼠，家里养的猫不抓老鼠，我们只能买来夹鼠板，想着能把老鼠抓住。我们是饭店，用鼠药不安全，肯定不会用。"

老板娘泛着油光的脸，此时惨白。

李大白声音低沉："这次你们饭店里死了人，还有那么多中毒的人在医院里生死未卜，如果能及时查出毒物来源，阻止更多人受害，你们的罪责不会继续扩大。"

老板娘终于忍不住，带着哭腔解释："这馒头和芝麻是加了鼠药，但我保证，我对天发誓，我只在馒头和芝麻里放了点鼠药，其他的地方没放，更不会放进给顾客的吃食里。顾客是我们的天，是我们的衣食父母，我怎么会害他们呢，他们中毒跟鼠药没关系。"

李大白追问："除了我手中袋子里的这些，哪些东西里还有鼠药？你用的鼠药是什么名字？"

"就馒头和芝麻里有，其他东西里都没有，鼠药叫'三步倒'，是从隔壁街李记杂货店里买的，就一点点，全部撒在这半块馒头和半碗芝麻里。"

采样袋里的馒头是半块，可芝麻只有十几粒，根本达不到半碗。

"半碗芝麻？其余拌了鼠药的芝麻在哪里？"

"还放在碗里，就在橱柜下边，老鼠夹的旁边。"

老板娘见老鼠夹已经从橱柜下被拖了出来，便趴在地上，侧头查看橱柜底下，除了长年积尘，没有半点其他东西。

老板娘也纳闷："芝麻碗呢？我昨晚就放在橱柜下面啊，当时还露了一半在外面。昨晚走得急，想着今天有时间把剩下拌了鼠药的芝麻撒在店里其他边边角角的地方。今天早晨来一直忙，还没抽出空来，芝麻碗怎么就没了呢？"

跟在老板娘身边的老板已经是满头冷汗。

老板手指哆嗦地指着面板旁的一个陶瓷大白碗说："是不是这个碗？今天早晨来的时候，我看橱柜下有半碗芝麻，想起是昨天被老鼠啃漏了袋子掉在地上又被我们收起来的，我不想浪费，就把它拿起来做麻团了。"

老板娘看向只剩了碗底几粒芝麻的大白碗，碗的边缘有一个月牙形的缺口，正是昨晚用来拌鼠药的碗。

老板娘顿时一身冷汗，说："那是我拌了鼠药的芝麻啊，我特意放在老鼠夹旁边，你怎么拿出来用了？"

老板已经哭出声，说："我不知道，你没跟我说啊，我……我不是故意用的，不是我……我不想下毒……不关我的事……"

老板已经吓得语无伦次。

事情起因已经大概清楚了：小吃店进了老鼠，老板娘买来夹鼠板和鼠药，将鼠药拌在半个馒头和半碗芝麻里，老板不知情，将拌了鼠药的芝麻用来做麻团，客人食用麻团，因此鼠药中毒。

调查组又去了老板娘购买鼠药的李记杂货店，从店内搜出鼠药，相关售卖记录移交警方，相关标本送往市疾控中心实验室。

·实验室支持与病因推断·

医院送来的中毒人员标本、"天天小吃"店内的标本、从李记杂货店搜查出的鼠药标本的检测结果先后出来。

在医院中毒人员标本中检测到大量四亚甲基二砜四胺和微量的氟乙酰胺。"天天小吃"店内的麻团、后厨案板上大白碗里的白芝麻、老鼠夹上的半个馒头和芝麻粒中均检测出四亚甲基二砜四胺和氟乙酰胺。李记杂货店内搜查出来的鼠药粉末里检测到高浓度的四亚甲基二砜四胺和氟乙酰胺。

四亚甲基二砜四胺，又名424、鼠没命、毒鼠强，是一种急性灭鼠药。氟乙酰胺，也是一种急性灭鼠药。这两种成分都是剧毒，是国家明令禁止使用的急性灭鼠药。李记杂货店售卖的"三步倒"特效灭鼠药，实际上就是四亚甲基二砜四胺和氟乙酰胺的混合物。

氟乙酰胺有解毒剂——乙酰胺。四亚甲基二砜四胺却是无药可解。

·结案报告·

李记杂货店老板李某曾是岩海市某灭鼠药制造厂的工人。药厂倒闭后，李某将大量急性灭鼠药转移保存。李某在开杂货铺期间，非法将灭鼠药卖给"天天小吃"店的老板娘等多名市民，导致小吃店老板误将混了灭鼠药的芝麻掺进麻团，造成1名食客中毒死亡、多名食客中毒。经过与警方联合办案，李某囤积的灭鼠药被没收销毁，已售出的灭鼠药部分被追缴。导致岩海市急性灭鼠药中毒事件的源头被查清，疾控中心在全市范围内开展灭鼠药科普活动，避免更多人和动物受害。

✍ 疾控提示

● 灭鼠药的种类及常见代表

灭鼠药的种类繁多，常见的就有20多种，一般分为急性灭鼠药和慢性灭鼠药。

急性灭鼠药，鼠类一次吃够就能死亡。优点是作用快、粮食消耗少；缺点是毒性强且多数无特效解毒剂，对人畜不安全，容易引起二次中毒，还容易引起老鼠警觉而拒食，已逐步被慢性灭鼠药取代。常见的急性灭鼠药有磷化锌、毒鼠磷、溴代毒鼠磷、溴甲灵、敌溴灵、甘氟等，还有最令人闻风丧胆的毒鼠强（四亚甲基二砜四胺）和氟乙酰胺。国家已明令禁用毒鼠强和氟乙酰胺。

慢性灭鼠药，一般为抗凝血类灭鼠药，可分第一代和第二代。第一代抗凝血灭鼠剂如敌鼠钠盐、杀鼠灵、杀鼠酮、氯敌鼠等，如要达到理想的灭鼠效果就要连续几天投药。第二代抗凝血灭鼠剂的急性毒力相对较强，老鼠吃两三次就可致死，且对第一代灭鼠药有抗性的鼠也能被杀灭，常见代表有溴敌隆、大隆、杀它仗、硫敌隆等。

● 灭鼠药中毒的临床表现

灭鼠药种类不同导致的中毒临床表现也不相同。毒鼠强中毒表现为严重阵挛性惊厥和癫痫大发作。氟乙酰胺中毒表现为头晕头痛、视力模糊、呼吸困难、血压下降、心律失常等，严重者可出现昏迷、惊厥、肠麻痹、瞳孔缩小、二便失禁和心肺功能衰竭等。溴敌隆等抗凝血类灭鼠药中毒表现为皮下广泛出血、血尿、鼻和牙龈出血、呕血、便血、心脑肺出血、休克等。磷化锌中毒表现为口鼻发干和灼痛、肌肉抽动、口腔黏膜糜烂、惊厥、抽搐、呕吐物有大蒜味，严重者表现为肺水肿、脑水肿、心律失常、昏迷及休克等。

● 灭鼠药中毒的治疗

一经发现，应立即洗胃，越早疗效越好。皮肤接触毒药者，应立即更换衣物，用肥皂水清洗皮肤。

毒鼠强和磷化锌中毒出现惊厥症状，可采用地西泮联用苯巴比妥治疗。

氟乙酰胺中毒可采用特效解毒剂，如乙酰胺。

溴敌隆等抗凝血类灭鼠药中毒，可给予特效拮抗剂维生素 K_1，严重出血者输入新鲜冰冻血浆。

磷化锌中毒，有条件的最好使用 1∶5000 高锰酸钾液，或 0.2% 或 0.05% 硫酸铜溶液洗胃，洗胃后立即予硫酸钠口服导泻；出现呕吐、腹痛等症状，可予阿托品治疗；禁用牛奶、蛋清、脂类食物。药物治疗效果不佳或中毒严重者，应尽早采用血液净化治疗。

● 灭鼠药中毒的预防

牢记生产、销售毒鼠强、氟乙酰胺等剧毒灭鼠药是违法行为。目前，最高人民检察院和最高人民法院都有相关的司法解释：非法制造、买卖、运输、储存毒鼠强等禁用剧毒化学品原粉、原液、制剂50克以上者处三年以上十年以下有期徒刑，500克以上者处十年以上有期徒刑、无期徒刑或者死刑。

以城乡接合部和乡镇集市为重点，严厉打击非法生产经营杀鼠剂的单位和个人，尤其是集市周围的摊点和乡村中兜售剧毒鼠药的游商游贩。同时建立规范的灭鼠药销售渠道，使广大群众特别是农村群众能够及时、方便地购买到正规灭鼠药。

在城乡各地，特别是广大农村地区，广泛宣传灭鼠药安全知识。使用者在购买灭鼠药时，要认清品牌、登记证号，并仔细阅读使用说明书，做到安全使用；不要购买游街串巷的商贩的灭鼠药，以及没有登记证号和国家禁用的毒鼠强、氟乙酰胺等灭鼠药；保管灭鼠药时绝不能与食品、粮食、种子、饲料混放在一起，防止人畜中毒事故的发生。

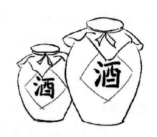

第五案　诱人酒香

喝了来源不明的散装酒，一场婚礼变成葬礼

岩海市郊区，城乡接合处的一家农家乐酒店内，一场热闹的婚礼正在进行。

新郎和新娘是附近大良镇徐山村的村民，在村子里举行完迎接新娘的仪式，中午时分，所有的亲朋好友都到了镇上这家名叫"山海农家乐"的酒店内参加婚宴。

山海农家乐的一楼婚宴大厅，能容纳十几桌客人。新郎、新娘按照顺序一桌一桌地敬酒，一遍下来，新郎已经喝得微醺。

婚宴中的客人喝得很尽兴。其中一桌，有个50来岁的老头儿比新郎还高兴，这是新郎的父亲。

新郎的父亲几杯酒下肚后，脸色发红，话也变得更多，对周围桌上的客人大声笑着说："今天我儿子结婚，我心头的一块大石终于落地了，大家一定要吃好喝好！"

客人们多是新郎父亲的亲戚朋友，有经常见面的，有多年不见的，此时都纷纷送上祝福。听了客人们祝福的话，新郎的父亲更高兴了，给每个人倒酒。眼看桌子上两瓶白酒、四瓶红酒都喝完了，新郎的父亲又喊来婚宴的服务员："服务员，再上两瓶白酒。"

一个身穿酒店服务员衣服的年轻小姑娘闻声跑过来，望了一眼桌上喝空的酒瓶，跟新郎的父亲解释说："这次婚宴预订的是每桌两瓶白酒、四瓶红酒，如果要加的话需要额外付钱。"

新郎的父亲显然有些不高兴，说："什么钱不钱的，大喜的日子肯定要喝尽兴，多少钱都花。"

服务员问："那您想加什么酒？白酒还是红酒？什么牌子的？"

"再来两瓶白酒，一定要好牌子，比现在这个牌子还好。"新郎的父亲明显喝醉了，说话都有些不顺溜。

服务员问："我们这儿比现在婚宴酒桌上白酒贵的也有几个牌子，您选哪一种？"

"我自己去选，选一个最好的！"新郎的父亲摇晃着站起来，准备跟服务员去酒店前台选几瓶好酒。

坐在新郎父亲旁的新郎母亲，拉着丈夫的衣袖，劝道："少喝点儿，一会儿还要送客人。"

新郎父亲甩开新郎母亲的手，埋怨道："你一个妇道人家懂什么？儿子结婚，一定要让来参加婚礼的客人都喝好才行，我现在是在陪酒，你别管着我。平时我喝点酒，你就叨叨，现在儿子结婚还不让我喝个痛快。"新郎的父亲一边念叨着，一边跟着年轻的服务员去饭店前台选白酒。

饭店前台的架子上摆着各种酒，服务员耐心地跟新郎父亲解释着酒的种类和价格。

新郎父亲看着那一瓶瓶体积很小的酒，价格却那么贵，不满意。

忽然，新郎父亲发现架子最下面一层放着一大桶白酒，足有五六升的样子，指着那桶白酒，问："这种酒多少钱？"

服务员解释说："这是今天上午一个供货商刚送来的白酒，送给我们酒店试喝的，价格很便宜，一桶160。"

新郎父亲很高兴，说："这种酒喝着才过瘾嘛，来两桶。"

"不好意思，供货商只给我们酒店送了一桶。"

新郎父亲不屑地说："太小气了，这桶酒拿去我们那桌。"

新郎父亲打开酒桶的盖子，闻了闻，叹道："真香啊，真是物美价廉！"

婚宴接近尾声，客人们陆续散去，最后只剩下新郎父亲那一桌。桌上已经有人喝醉，陆续有家属把喝醉的人带回家，最后桌上只剩下跟新郎父亲非常要好的三位好友。

从酒店前台拎回来的那桶白酒已下去了大半。新郎母亲实在看不下去了，凑到新郎父亲耳边骂道："别再喝了！你都灌倒好几个了，再这样下去，要被亲家公、亲家母笑话！"

新郎父亲不听，又是几杯白酒下肚，直到最后喝醉了趴在婚宴桌上，才被几个亲戚七手八脚地抬回家里。

半夜，一牙弯月挂在天上，初秋的夜，更深露重。新郎父亲迷迷糊糊地醒来，浑身难受得厉害，眼前一片漆黑。

"老婆子，几点了？"新郎父亲推了一把身旁的妻子，问。

新郎母亲睡得迷迷糊糊，被推醒之后，伸手按开床头的灯，紧接着又睡回被窝里。

新郎父亲感觉到身旁妻子起身又睡下的动作，但听不到回答的声音，不满地问："我问你几点了，你咋不理我。"

新郎母亲窝在被子里，闭着眼睛，带着鼻音说："自己看。"

新郎父亲努力睁开眼，只觉得眼前模模糊糊有一片光点，但很快又消失了，变成朦胧一片，看向墙上挂钟的方向，什么也看不清。

新郎父亲又推了身旁的妻子一把，声音带着恐慌："老婆子，我眼睛看不到了，咋回事儿啊？"

新郎母亲清醒了一些，坐起身看了看墙上的挂钟，半夜一点。

新郎母亲因为丈夫醉酒，本来就有些不高兴，如今半夜又起来闹腾，更是烦心，说："我这灯不是打开了嘛，你怎么看不清啊？"

新郎父亲的声音更加恐慌："我眼睛看不见了，头也疼，很恶心。"

新郎母亲彻底清醒了，自家老头子平时醉酒，睡到半夜会自己起来喝点水，第二天跟没事人一样，但这次症状很严重，眼睛都看不见了，莫不是喝酒喝太多了？

新郎母亲起床披上衣服说："你等着，我去厨房给你倒点热水，醒醒酒。"

等新郎母亲倒了一杯热水再返回卧室时，却发现老头子躺在床上口吐白沫，浑身抽搐。

新郎母亲吓得扔掉手中的热水，上前查看，却发现抽搐的丈夫已经只有出气，没有进气了。

新郎母亲惊恐的尖叫声划破了村庄宁静的夜空，整个村庄的灯陆续亮了起来。

救护车驶入村子，有人被载着驶向镇上的医院。

市医院，从镇医院转院过来的疑似食物中毒的患者已经有6位，还有其他患者正陆续转院过来。

医生检查发现，所有人都浑身酒气，有的出现呕吐、恶心的症状，有的出现头晕、头痛、眩晕、乏力等中枢神经系统症状，有的描述眼睛视物不清、畏光，有的视力急剧下降、瞳孔扩大、对光反应迟钝，更严重的患者浑身出现青紫色，呼吸深且快。

医生根据这些症状和患者之前参加过婚宴、都喝过酒的情况，立刻想到甲醇中毒。

医生开了一系列确诊甲醇中毒的实验室检查，包括血液甲醇和甲醛的测定、血气分析，血清电解质和淀粉酶测定，血、尿常规，肝肾功能及心电图、脑 CT 检查。

医院检验科的检查结果很快出来了：有的患者血中甲醇浓度高达 1600 毫克/升；血和尿中甲醇、甲酸的浓度明显增高；血气分析显示代谢性酸中毒，二氧化碳结合力降低。有的患者心电图报告显示室性早搏心律失常。一名昏迷患者的脑 CT 检查出现白质和基底节密度减低，这是急性甲醇中毒性脑病的典型表现。

病因找到了，确定是甲醇中毒。医院立刻将情况报告给市疾控中心。

·病例发现与报告·

岩海市疾病预防控制中心，应急办公室。

青耕主任接到区疾控中心的报告：市医院接诊了9名甲醇中毒患者，其中6名来自大良镇，而且参加过同一场婚宴，其余3名患者来自市区内的不同小区。目前甲醇来源不明，请市疾控中心协助调查。

青耕主任抽调相关人员组成调查组，分头行动，一组去往市医院，二组去往大良镇，同时制定了病例定义，在市区及大良镇附近各医院搜索相关病例，评估中毒涉及范围。

·现场流行病学调查·

市医院，陆续有新的中毒患者被送来。

调查组询问接诊医生和9名住院中毒患者，从来自大良镇的6名患者提供的资料中找到事发婚宴的线索。

岩海市郊区大良镇，山海农家乐。

调查组亮出工作证，山海农家乐的老板愿意配合调查。

谷小南重点查了山海农家乐的酒品供应，尤其是婚宴当天的酒水供应种类。

老板带着调查组到了酒店内储藏酒类的仓库，指着其中的几种酒说："这就是那天婚宴上他们指定的酒，一种白酒，一种红酒，还有几种饮料。"

谷小南问："你们饭店有没有用工业酒精做菜品加热的助燃剂？"

老板急忙解释说："我们饭店是有用工业酒精做热菜的助燃剂，但我们平时把工业酒精保管得很好，肯定不会让客人误拿，更不会用工业酒精掺兑假酒来糊弄客人。"

"你们用来做助燃剂的工业酒精平时放在哪儿？我想看一下。"

老板带调查组去了饭店后厨，在后厨旁边有一个单独的仓库，仓库里放着几个塑料小桶，上面有醒目的标签"工业酒精、有毒、易燃"。老板指着这几个盛放着工业酒精的塑料小桶，解释说："我们饭店的工业酒精平时都放在这儿，有专人看管，不会被客人误拿。"

调查组对婚宴用酒进行了采样，立刻送回疾控中心的实验室。检测结果很快出来，在山海农家乐采样带回来的酒中未检测出甲醇超标。

没有在举行婚宴的农家乐里查出来什么问题，调查组决定去受害者家里走访一遍。

岩海市郊区大良镇徐山村。李大白带领调查组去了那天在山海农家乐举行婚礼的新郎新娘家里。

新郎的父亲在婚礼当天夜里被送到镇医院后不治身亡。婚礼过后便是父亲的丧礼。

新郎叫徐大海，新娘叫韩小花。李大白找到徐大海的时候，他正在隔壁父母家，操持老父亲的丧礼。

李大白亮出工作证，说明来意，想调查新郎父亲的死亡原因。徐大海将李大白带到后院的僻静处，暂时与前院葬礼的吵闹声隔绝开。

徐大海面色悲伤，说："我爸就是喝酒喝死了，这还有什么好调查的？"

李大白解释说："你也知道，徐山村许多参加过婚宴的人都被送去了医院，经过医院检查，确定是甲醇中毒，所以我们怀疑你父亲也是死于甲醇中毒。"

"甲醇中毒？什么意思？"

"我们怀疑那天你婚宴上的酒有问题。"

徐大海一愣，紧接着摇头说："不可能，那天我也喝酒了，怎么我没事？"

"婚宴中酒的种类不止一种，虽然区疾控中心去山海农家乐调查过，在当天婚宴所用白酒和红酒中未检测到甲醇超标现象，但我们怀疑你父亲和其他人还喝了别的酒。"

徐大海想起那天婚宴的场景，因为他和新娘一直忙着给客人们敬酒，并没太注意父亲，至于父亲究竟喝了什么酒、喝了多少，他都不清楚。但母亲一直陪着父亲，她应该知道。

一位上了年纪的老妇人走了过来，徐大海给老妇人介绍说："妈，这是从市疾控中心来的专家，调查我爸死因的，想问你些事情，你知道啥就说啥。"

"嗯。"老妇人虽然面色悲伤，眼角还有泪痕，但面对儿子的吩咐，还是很痛快地答应了。

李大白开始问："阿姨，我想问一下，您丈夫在婚宴当天都喝过什么酒？"

老妇人想了一下说："一开始就是喝婚宴当时准备的白酒，还喝了两杯红酒，后来我们那桌的酒都喝完了，老头子又去饭店前台拎了一大桶白酒回来。"

李大白知道山海农家乐为徐大海婚宴准备的酒水包括一种白酒、一种红酒，但新郎父亲从饭店前台又拎回的一大桶白酒是什么就不知道了。

李大白问："阿姨，你还记得当时喝完婚宴桌上的酒水之后，您丈夫又从饭店前台拎回酒桌上的白酒是什么牌子吗？"

老妇人摇头说："我没细看，但老头子说那酒是供货商放饭店里寄卖的。那酒当时没喝完，剩了一点儿让我带回来了，现在就放在厨房。"

李大白感觉找到了重要线索。他将新郎厨房家剩下的半桶酒都带回了疾控中心实验室，同时对山海农家乐进行二次流调，顺利找到了散酒供应商的联系方式。

调查组联系警方、工商及卫健部门，找到问题酒的来源，并对"黑作坊"内的问题酒进行查封和追缴。

·实验室支持与病因推断·

疾控实验室对从徐山村带回来的白酒进行检测，检测结果很快出来，白酒内检测出甲醇，甲醇的含量超过国家规定酒类甲醇含量上限标准 900 多倍。

根据医院内患者的流调结果，婚宴中甲醇中毒的都是围坐在徐大海父亲周围几桌的人，新郎父亲在婚宴中曾给他们倒过酒，酒就是那桶甲醇超标的白酒。

最后确定，徐大海父亲从饭店前台买回来的那桶白酒就是导致多人甲醇中毒的元凶。医院最近收治的甲醇中毒患者也是饮用了"黑作坊"私自勾兑的含有甲醇的假酒。

·结案报告·

手工作坊主李某为了盈利分批购进工业酒精和医用酒精数吨，并从市场上购买了大量低价白酒和香精，在自家"黑作坊"内用买来的工业酒精和医用酒精加上香料勾兑成劣质白酒，并将这些白酒灌装进贴有其他酒厂标签的酒瓶中，制造出大批量假酒。勾兑的白酒中含有超标甲醇。

假酒被贩卖到郊区各小饭店和超市。最先出事的是徐大海的婚宴，徐大海的父亲买了山海农家乐内代卖的假酒，出现甲醇中毒症状。婚宴期间，徐大海的父亲用假酒给周围的客人敬酒，邻桌的客人也出现不同程度的甲醇中毒症状。之后，岩海市陆续出现大量甲醇中毒患者。

市疾控中心根据徐大海的描述找到了假酒来源线索，经过各个部门的协作，假酒制造窝点被查抄，流入市面的假酒也全部被追缴。后进行假酒专项整顿及科普宣传，避免更多甲醇中毒事件发生。

✎ 疾控提示

● 什么是甲醇

甲醇，又称"木醇"或"木精"，是一种透明、无色、有毒的挥发性液体，广泛用做工业溶剂和化工原材料。甲醇带有酒精气味，用感官难以与白酒区别，可经消化道、呼吸道、皮肤进入人体而引起中毒。

● 甲醇对人体健康的影响

摄入甲醇5~10毫升就可引起中毒，经口摄入大约30毫升即可致人死亡。甲醇中毒可分为急性和慢性两大类。急性中毒引起以中枢神经系统、眼部损害及代谢性酸中毒为主的全身性疾病，可表现为头痛、头晕、乏力、步态不稳、嗜睡，甚至昏迷等中枢神经系统症状；视物模糊、怕光、眼前闪光感、眼球疼痛，重者双目失明等眼部损伤症状；如果是代谢性酸中毒，轻者可无症状，重者出现呼吸困难、呼吸深且快；其他症状如恶心、呕吐、上腹痛等。慢性中毒可表现为视力减退，伴有自主神经功能紊乱等症状，如失眠、多梦、注意力不集中、记忆力下降、头晕、头痛、胸闷痛等。

● 常见的食源性甲醇中毒

酿酒过程中，酿酒原料含有的果胶质通过发酵会产生一定量甲醇，后期可经过生产加工工艺将甲醇浓度降到安全范围内，以保证饮用者的安全。常见食源性甲醇中毒的主要原因有以下三种：一是饮用工业酒精"掺兑"的假酒；二是误饮含有甲醇的工业酒精；三是误饮"醇基燃料"。工业酒精常常含有甲醇、醛类等有毒有害物质，不可食用。醇基燃料是一种以甲醇、乙醇和丁醇等醇类物质为原料生产的燃料，多数情况下醇基燃料是无色透明液体，气味似酒精，容易发生误拿误饮引起甲醇中毒。

● 甲醇中毒的预防及处理措施

不要盲目自制、饮用自泡酒和自烤酒，不喝无标签标识、成分不清、来历不明的散装酒，尤其是举办宴席聚会，应选购正规酒类生产企业的包装定型产品。

若是不慎误服，清醒的情况下可立即催吐，比如用手指或勺子刺激咽喉，把喝进去的甲醇吐出来，减轻中毒症状。若吸入甲醇蒸气，应立即脱离中毒环境，脱开毒物接触，通风、保持呼吸道通畅，脱去污染的衣物，用湿纱布敷眼，保护眼睛。尽快到最近的医院，洗胃、导泻后全肠灌洗，清除尚未吸收的毒物。毒物已经吸收入血者可以行血液净化治疗，清除血液内的甲醇。

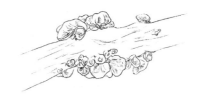

第六案　死亡宴会

吃了银耳汤，一场生日宴变成死亡宴

初秋季节，半个月来岩海市一直阴雨连绵。

离市区 70 多公里的栖霞县有一个以种植大棚蔬菜为主业的村庄——袁家村。

住在村东头的袁春望大爷一家跟村里的其他村民一样，也经营着两个蔬菜大棚。大棚里种着茄子、西红柿、芸豆、扁豆。进入秋季，天气转凉，芸豆、扁豆进入收获旺季，但因为连绵阴雨，有的豆子开始腐烂。

袁大爷很着急，喷了两次农药，豆子腐烂的趋势才被遏制住。虽然如此，但还是影响了今年的收成。袁大爷在心里盘算，每到初秋季节岩海市都是阴雨绵绵，种的蔬菜不是烂叶子就是烂果子，不如种点耐涝耐湿的。

村里有人种蘑菇，听说每年收入还不错。袁大爷在大棚一角辟出一块地方，试种了几株银耳、香菇、金针菇和平菇。

阴雨连绵的天气适合各种菌类生长，没几天时间，种下去的菌类陆续长出来了。棕色的香菇、白色的金针菇、浅灰色的平菇、白中泛黄的银耳，每一样都鲜嫩欲滴，长势喜人。

几天后，天气放晴，袁大爷种下的蘑菇可以收获第一茬了。因为是小规模试种，数量不多，不值得小商贩来批发，袁大爷不想拿去集市上卖，留在家里又吃不完，想着眼看快到中秋节了，就分给了几个相处比较好的邻居。

袁大爷的生日在中秋前两天，每年到了生日的时候儿女都会来给他庆祝，今年也不例外。袁大爷有两个儿子、一个女儿，都成了家，大儿子和小儿子住在袁家村，女儿嫁到了距离不远的小庄镇。

生日这一天，大儿子、大儿媳、孙子和孙女，小儿子和小儿媳，以及女儿一家都赶了过来，买了一个大蛋糕给袁大爷庆祝。中午的饭菜很丰盛，袁大妈宰了鸡鸭，从大棚里摘了新鲜的蔬菜，做了一大桌菜。

饭后，袁大爷又从大棚里摘了一些新长出来的蘑菇和蔬菜，分给了儿子和女儿，让他们各自带回家。

当天傍晚，袁大爷和袁大妈开始感觉不舒服。袁大妈尤其严重，憋闷得难受，嘴唇周围青紫，接着开始呕吐，吐出来的东西像酱油一般。

袁大爷慌了，自己活了这么大岁数还从来没有见过这种情况，忙问："老伴儿，你这是咋了？"

袁大妈声音嘶哑："不知道，就是难受，头疼、恶心，别是吃坏了什么东西。"

"我也不舒服，你别急，我打电话给大儿子，让他开三轮车送我们去镇上卫生所看看。"

袁大爷给大儿子打电话，拨了很久也没人接听。他又给小儿子打电话，依然无人接听。

他拖着发晕的脑袋，去最近的村西头的小儿子家看情况。

太阳落山，天色逐渐变黑。袁大爷趁着傍晚的微光，往小儿子家走去，远远地发现他家大门虚掩着，里面有狗叫声传来。

袁大爷急忙推开门，一股腥臭味扑面而来，紧接着被眼前的一幕惊呆了。只见小儿子跟小儿媳两口子倒在院子里，周围有一大片暗黑色的液体，像是呕出来的血，还有一些食物残渣。

袁大爷立刻拨打了 110 和 120。

·病例发现与报告·

岩海市疾病预防控制中心，应急办公室。

青耕主任接到县疾控中心的报告：栖霞县袁家村发生疑似食物中毒事件，经县疾控中心初步了解，中毒涉及人数 11 人，已经有 2 例死亡病例，其他中毒人员在县医院接受治疗，中毒原因未明，相关标本正送往市疾控中心，请市疾控中心协助调查。

青耕主任立刻抽调相关人员组成调查组，分别前往县医院和袁家村进行现场调查。

·现场流行病学调查·

市疾控中心的现场流调车停在袁家村村口。

袁家村地处丘陵地带，整个村子坐落在和缓的山坡上。疾控调查小组一行人到达的时候，县疾控中心急传科的人已经等在村口了。

县疾控中心的张科长是一位 40 来岁的精瘦男人，见到青耕主任一行人立刻迎上来："青耕主任，你们终于来了，我们栖霞县已经很久没发生这么大的疫情了，警察都来了。"

青耕主任疑问："警察来干什么？"

张科长叹气说："因为最先发现的两名死者是死在家里的，家属报了警，警察就来处理了。"

"没来得及送医院人就死了？"

"是啊，我们县疾控的人已经在医院问过家属，死者是一对夫妻，丈夫的父亲最先发现死者。昨天中午的时候，一家 11 口曾一起吃过饭，晚上陆续发病。"

"好，边走边说。"

从村口去往患者家的路上，张科长向青耕主任介绍已经了解到的情况。

"报案人叫袁春望，今年59岁，有两个儿子一个女儿，大儿子袁大柱和小儿子袁小田都已成家，也住在袁家村，女儿嫁到隔壁的小庄镇。

"大儿子袁大柱家有一对儿女，平时经营一家小型养猪场，为了方便养猪，所以住在养猪场的自建房里。养猪场在村外小河旁，离村子有两里路。

"小儿子刚结婚，夫妻两个住在村西头，平时种着两个蔬菜大棚。父亲袁春望跟老伴儿两个住在村东头，平时也种着两个蔬菜大棚。

"女儿袁小花住在镇上，一家三口，有个4岁的儿子，平时也种地，家里还开了一个小卖部。

"昨天是袁春望的生日，儿子女儿都来给他贺寿，中午一起在袁春望家聚餐，一共11个人，午饭之后各回各家。

"当天傍晚，也就是昨天傍晚，袁春望和老伴儿开始上吐下泻，他的老伴儿还开始呕血。袁春望打电话向大儿子求助，电话打不通，给小儿子打电话，也打不通，就亲自去村西头小儿子家，发现小儿子夫妻俩倒在院子里，已经死了。"

等张科长介绍完，疾控一行人已经来到小儿子袁小田家门口。院门口挤满了围观人群，一圈警戒带在风中摇曳。

青耕主任亮出工作证，与正在现场勘查的警方沟通。

警察说："我们法医已经进行过初步尸检，死者浑身青紫，死前曾大量呕血，死于急性肝坏死，肺、胃组织和心内膜出血，脑水肿。毒物检测正在进行，估计下午会有结果。"

目前，死者中毒原因不明，青耕主任觉得不管是哪种原因，袁大爷一家发病都与昨天中午的聚餐有关，去袁大爷家里应该能发现更多线索。

青耕主任问："你们警方去过袁大爷家吗？"

警察说："上午已经去过，收集了一些饭菜回去做毒理检测。"

青耕主任说："我们疾控也要采样检测，昨天袁春望家的午餐是这件事的起始，他们一家吃过的东西都要查。"

很快，疾控调查小组在袁小田家采集完标本，又去往村东头袁春望的家。

路上，恰好有一户村民结婚，一溜婚车堵住了村子里的路。鞭炮声震耳欲聋，炸开的红纸散落一地，气氛很喜庆。

疾控一行人挤过结婚人群，找到袁大爷家，重点采样区域在厨房。

因为天气湿热，厨房里弥漫着饭菜的馊味儿。灶台上有昨天中午吃剩下的饭菜、半锅米饭、半盘小鸡炖蘑菇、半碗银耳甜汤，还有几个凉拌菜。

李大白戴着口罩都能闻到饭菜的馊味，皱了皱眉头，继续寻找放置调味品的地方。他在灶台一角找到几个小罐子，打开盖儿，最外面的一罐就是盐，盐已经下去一半，是经常吃的迹象。如果生日当天中午聚餐用的是家里常用的盐，那么亚硝酸盐中毒的可能性不大。李大白对每样调味品和饭菜都采了样。

从袁大爷家里出来，调查组又去了住在村外的大儿子袁大柱家里采样，之后又去了小庄镇小女儿袁小花家里流调。

流调采样过程中，青耕主任接到在县医院给袁大爷一家做流调的谷小南的电话。

谷小南说，住院的9名患者都表现出头晕、头痛、呕吐、全身乏力，其中袁大妈和女儿袁小花的症状严重，出现意识模糊等神经系统症状。青耕主任特意追问，患者是否有嘴唇、手指青紫的亚硝酸盐中毒症状。谷小南反映，除重症的患者有嘴唇青紫症状外，其他轻症患者都没有这个症状。

很快，去袁家村和县医院的两组人陆续结束流调，相关标本被送到市疾控中心实验室。

等待检验结果的同时，青耕主任又收到县疾控中心的报告：今天傍晚，袁家村又有新发患者出现，症状为头晕、头痛、呕吐，人数很多，目前已有50多人，正陆续送往县医院，中毒人员都参加过袁建峰家的喜宴，中毒原因不明，请市疾控中心协助调查。

调查组立刻返回袁家村和县医院。青耕主任制定了病例定义，在袁家村内搜寻相关病例。

平时寂静的山区村落如今灯火通明、人声鼎沸，有救护车来来去去。等青耕主任带领的市疾控调查小组赶到时，县疾控的张科长已经带人开始现场流调了。

流调地点集中在中午开设喜宴的村民袁建峰家里。中午的喜宴已经撤桌，但喜宴剩下的饭菜都还留在袁建峰家里。

张科长正在询问村民，见到青耕主任，主动迎上来说："刚了解到，这次新出现的患者都是今天中午参加过喜宴的人，52 人参加，全部发病，症状有轻有重，多为头晕、恶心、呕吐，忙于应酬的袁建峰一家 5 人没发病。"

今天中午袁建峰家的喜宴有问题，昨天中午袁春望的生日宴也有问题。两者之间有什么联系？

青耕主任走到喜宴主人袁建峰面前，亮出工作证，说："你把今天中午喜宴用的原材料都说一遍，包括各种调味品，以及购买的时间、地点。"

袁建峰说："疾控的同志，我家今天中午喜宴用的东西都是新鲜的，猪肉是昨天现买的，鸡鸭是上午现杀的，鱼也是上午刚从村里鱼塘捞上来的，蔬菜就更新鲜了，都是自家大棚里长的，蘑菇和银耳是昨天上午袁春望从他家大棚新摘送来的，家里的盐、味精、鸡精都是之前用剩下的。"

"等等！"青耕主任突然出声，"你刚才说袁春望给你送过蘑菇和银耳？"

"是啊，他昨天给我送了几个香菇和不少银耳，都很新鲜。因为香菇太少，所以没上喜宴的桌，银耳让厨师做成了银耳汤。"

青耕主任记得，在袁春望的流调资料中，他曾经说过，生日宴有银耳莲子甜汤，银耳就是他从自家大棚里新采摘的。

终于找到了喜宴和生日宴的共同点——出自袁春望家大棚的新鲜银耳。

现在是雨季，气候潮湿，新鲜银耳容易变质，滋生椰毒假单胞菌。椰毒假单胞菌本身致病力不强，但它能产生外毒素——米酵菌酸和毒黄素。米酵菌酸对人和动物有强烈的毒性作用，能引起多种脏器病变。毒黄素引起的中毒会使人类出现高铁血红症，跟亚硝酸盐的中毒症状类似。这也符合这次中毒患者的症状。

青耕主任立刻给市疾控中心实验室打电话："李科长，又要麻烦你加班了，今天中毒事件的标本检测一下米酵菌酸。"

李科长惊问："你怀疑是椰毒假单胞菌中毒？"

"高度怀疑，因为在袁家村喜宴上发现袁春望家的新鲜银耳。"

"好，下午送来的标本中有银耳甜汤，我现在立刻做一下银耳甜汤中的米酵菌酸检测。"

袁家村村东头外的大棚蔬菜区。调查组找到袁春望家的大棚，入口处是用棉布包裹的木头门，门没有上锁，只是虚掩着。

拉开门，一股湿热的气息扑面而来，夹杂着一股木头腐烂的霉味儿。

大棚的西南角被单独隔离出一块地方，一排一人多高的木架上整齐地排放着黑色菌包，一朵朵白色银耳长在菌包上。

"果然有银耳！"李大白凑上前仔细看。银耳数量不少，一眼望去，足有几十个菌包、上百朵银耳。

李大白戴着手套触摸银耳，白中泛黄的银耳摸起来有点黏，健康银耳不会有黏答答的感觉。

"带两朵回去。"青耕主任吩咐李大白。

李大白打开采样箱，割下两朵银耳装进采样袋。相关样本送回市疾控中心实验室，结果很快就出来了。

·实验室支持与病因推断·

在袁春望家人及喜宴中毒患者的血液中检测出米酵菌酸。在袁春望生日宴的银耳甜汤和袁建峰家喜宴的银耳汤中均检测到米酵菌酸。在袁春望大棚中的新鲜银耳样品中检测到米酵菌酸，椰毒假单胞菌核酸阳性。从邻居家收回的银耳中检测到米酵菌酸。

疾控实验室还对新鲜银耳样品和半干银耳做了米酵菌酸定量实验，发现晾干的银耳比大棚中新鲜银耳的米酵菌酸含量明显下降，这也就解释了食用晾干银耳的邻居没有明显发病症状，而食用生日宴和喜宴上新鲜变质银耳的人员会出现严重症状的原因。

青耕主任将检测结果及时反馈给警方和医院，医院及时调整治疗方案。

·结案报告·

袁家村袁春望在自家大棚试种蘑菇和银耳，银耳在生长过程中被椰毒假单胞菌污染。袁春望将被污染的新鲜银耳送给邻居，同时在自己生日宴上食用自家银耳做的甜汤，参加生日宴的 11 个人均出现中毒症状，小儿子夫妻因食用银耳汤过多，当天傍晚在家中发病死亡。袁大妈住院后，治疗无效死亡。

邻居袁建峰家的喜宴用袁春望送来的被污染的新鲜银耳制作银耳汤，参加喜宴的 52 人全部中毒。另外几户邻居将银耳在日光下晾干，椰毒假单胞菌及产生的米酵菌酸大部分被破坏，食用后症状轻微。

查出病因，解毒治疗后，患者陆续康复出院。后对问题银耳进行处理，在村民中科普椰毒假单胞菌相关知识，避免类似食物中毒事件再发生。

✐ 疾控提示

● 椰毒假单胞菌为什么会引起食物中毒

椰毒假单胞菌会引起食物中毒主要因为这种细菌可以产生两种毒素，分别是米酵菌酸和毒黄素，两者共同导致了中毒症状。它们的毒性在毒素界不属于特别强烈的一类，但一般导致中毒的食物都是被严重污染的，这两种毒素的含量本身就高，再加上米面类是主食，食用者也会吃得比较多，所以经常能达到致死剂量。需要注意的是，这两种毒素都对热比较稳定，虽然细菌在高温下容易被杀死，但它产生的毒素是一种化学物质，在烹饪过程中一般没办法被破坏。米酵菌酸耐热性很强，一般情况下，120℃高温处理 1 个小时仍可有毒性。

● 椰毒假单胞菌中毒的症状

椰毒假单胞菌引起的食物中毒发病急，潜伏期一般为 30 分钟～

12 小时，少数长达 1~2 天。主要表现为上腹部不适、恶心、呕吐、轻微腹泻、头晕、全身无力，重者出现黄疸、肝肿大、皮下出血、呕血、血尿、少尿、意识不清、烦躁不安、惊厥、抽搐、休克，甚至死亡，一般无发热。该食物中毒无特效解毒药物，病后恢复情况与摄入毒素的量有关。

● **哪些食物易引起椰毒假单胞菌食物中毒**

椰毒假单胞菌引起的中毒多发生在夏、秋季节，食品因天气炎热、气候潮湿、储存不当而变质。引起中毒的主要食品为发酵玉米面制品、变质银耳及其他变质淀粉类（糯米、小米、高粱和马铃薯粉等）制品。从我国近几年发生的中毒事件看，北方以酵米面制作的臭碴子、酸汤子、格格豆等为主，南方多以酵米面制作的汤圆和以糯米泡制后做成的吊浆粑、河粉等食品为主，这些食品的制作具有一个共同的特点，就是都需要经过长时间发酵或浸泡，一旦被椰毒假单胞菌污染，稍不注意，就容易引起中毒。

● **椰毒假单胞菌中毒的预防**

选择正规渠道购买食品，在选购河粉、米粉（线）尤其是散装称重的湿河粉、湿米粉（线）时，要确认产品生产日期、保质期；在选购木耳、银耳或其他谷类发酵制品、薯类制品时，建议选择具备正规资质的食品经营者进行购买。

注意食品储存时间并及时食用，湿米粉、银耳、木耳等食品一旦受到污染产生了米酵菌酸毒素，就算加热烹制也无法消除毒性，食用后仍可引起中毒。因此，湿米粉要冷藏储存且应在当天食用完。泡发木耳、银耳前应检查其感官性状，发现已受潮变质的不应食用；泡发木耳、银耳时间不宜过长，泡发后应及时加工食用；不能食用隔天泡制加工的木耳、银耳及其制品；不要随意采食鲜银耳或鲜木耳，特别是已变质的鲜银耳或鲜木耳。

制备发酵米面食品时要保持卫生，要保证食物无异味产生，一旦发现粉红、绿、黄绿、黑等各色霉斑，就不能继续食用。磨浆后要及时晾晒或烘干成粉；储藏要注意通风、防潮、防尘。

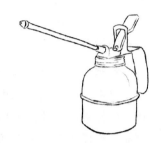

第七案　自制面粉

吃了自家小麦磨的面粉竟然瘫痪了

岩海市蔷薇乡。

一条从云台山脉发源的小河流经整个蔷薇乡，最后注入大海。

小河有一个美丽的名字——蔷薇河，河的中段两岸有 6 个自然村，村民们以种植小麦、果树为生。

李家村就位于蔷薇河岸边。整个李家村地势平坦，蔷薇河流经村前，河面很宽，河水很浅，河岸边是沙石，再往两边是杂草树丛。

村民在河边洗衣服、洗菜，也在河里淘洗小麦。

李家村家家户户都种小麦，秋天收了小麦之后会储存一年的口粮。村民们每过一段时间就会把储存的小麦拿出来，在河水中将麦粒淘洗干净，晾干之后送去村里的私人面粉加工厂磨成面粉。

李家村的李二柱家有一个私人面粉加工厂，是方圆十几公里内唯一的面粉加工厂。

李二柱的面粉加工厂很简单，就是从自家 5 间大瓦房里腾出一间稍加改造，放了一台面粉加工机。

周围的村民会提前预约，把洗干净晾干的小麦拉来这里，按照小麦重量付给李二柱一些加工费，机器开动，村民们很快就能拿到加工好的面粉和麦麸。加工的面粉的颜色虽然不如买来的成品面粉那么白，但好在有劲道，所以很多村民都喜欢拿自家的小麦去李二柱那加工。

最近，李二柱的私人面粉厂很忙。立夏这一天，李二柱又接了一单活儿，是同村的李广发家送来的 100 斤小麦。

李广发是个 38 岁的壮汉，一家 4 口住在李家村东头，有两个女儿。大女儿 16 岁，在十几公里外的镇高中住校读书。小女儿 10 岁，在临村读小学。

李广发夫妻俩早晨送完小女儿上学，便开着三轮车载着 100 斤小麦去了李二柱家的私人面粉厂。

"二柱家的，麦子我拉来了，多久能弄好？"

李二柱老婆正在家门口忙着喂鸡，见到李广发夫妻俩拉着小麦过来，立刻笑脸相迎："二柱正在修面粉机，你们得等个一刻钟左右。"

"面粉机坏了？"李广发担心地问。

"昨天邻村有人来加工面粉，下午的时候机器突然坏了，修了一个多钟头，已经修好了。今天开工之前再检查一遍，算是日常维护，不用担心。今天上午一定帮你们把面粉加工出来。"

李二柱老婆一边回答着，一边把鸡喂完，回屋之前朝放着面粉加工机的厢屋瞅了瞅，发现二柱还在里面捣鼓机器。

"应该很快就好了，你们把小麦抬进去吧。"有了李二柱老婆的吩咐，李广发夫妻把其中一袋小麦抬进了屋。

李二柱站在机器旁，弯着腰，左手拿着一个小瓶子，右手拿着一根细管子，似乎正在给机器加润滑油，见到有人进来，抬起头，看到李广发，笑着说："给机器加点润滑油，防止再出错，马上好。"

收拾好机器，通上电，面粉加工开始。一上午时间，李广发家的 100 斤小麦很快加工完。李广发付给李二柱工钱，之后夫妻两人拖着加工好的面粉和麦麸回了家。

半个月后，李广发在镇上读高中的大女儿回家。小女儿跟大女儿抱怨："姐，我最近感觉手脚麻麻的，明明手上脚上什么都没有，但感觉就像戴了手套穿了袜子一样。"

姐姐检查小妹的手脚，发现小妹除了感觉异常，走路也没有力气，中午吃饭时拿筷子的手还有些抖。

大女儿感觉到小妹的异常，跟爸妈说要带小妹去医院检查一下。李广发这才注意到，不仅是小女儿，他和老婆两个人最近也感觉不对劲儿，手脚没力气。

一家人去了县上的医院，才发现不仅他们一家人，周围村子很多人都出现相同的症状，手脚麻木，更有甚者已经瘫痪在床，生活不能自理。

看到瘫痪在床上的同村人，李广发感到恐慌，他决定转院去市里最好的医院。

·病例发现与报告·

岩海市疾病预防控制中心，应急办公室。

青耕主任收到区疾控中心的报告：市医院近半个月内收治了12名有周围神经炎症状的患者，而且患者集中居住在蔷薇乡李家村相邻的几个村落，医院怀疑是集体中毒事件，具体毒物种类未检测出。经区疾控中心初步调查，蔷薇乡医院目前已收治42名有类似症状的村民，请市疾控中心协助调查。

青耕主任立刻抽调相关人员组成调查组，分别前往市医院、蔷薇乡医院和李家村进行现场调查。

·现场流行病学调查·

市医院，调查组先是查看病历档案，再向接诊医生询问具体情况。

接诊医生说："转院过来的12名患者中，年龄最小的5岁，最大的81岁，而且集中以家庭为单位发病。患者临床症状是四肢对称性感觉、运动、营养障碍，远端重于近端，发病初期下肢运动神经损害表现为脚趾麻木、小腿发凉、肌肉胀痛，患者自称有手套、袜套感觉。每位患者的轻重程度不同，症状轻的表现为行走无力，站立不稳，有足跨阔步态；重的肢体瘫痪，卧床不起，生活不能自理。"

病历档案中详细记载了患者在县医院接受治疗的过程，其中按砷中毒、神经根炎、病毒感染治疗均无明显效果。转院到市医院后，又进行了几种重金属毒物的检测，铅、汞、铬均为阴性。

中毒治疗的关键是找到中毒原因。

青耕主任说："采集所有患者的血、尿，还有头发，带回疾控中心实验室做毒物排查。"

李大白和其他组员分别对所有患者进行流调询问，记下病历档案中的家庭住址，接下来还要对患者的生活环境进行现场流调。

蔷薇乡医院内，调查组按照惯例向接诊医生询问具体情况、对每位患者及家属进行流调询问。之后，两组人对流调信息进行交流汇总，发现 60 多名患者集中在 20 几个家庭内，其中以李家村发病住户最多。调查组分成几个小组，分别对发病人员的家庭进行现场流调。

李家村，调查组在村长的陪同下进入村东头的李广发家。

李广发一家 4 口，3 个人发病，包括李广发夫妻俩和小女儿，在镇上读高中的大女儿没事。李广发家是典型的农村自建房，5 间大瓦房，前面有一个大院子，窗前有一个自建的花坛，里面种着几棵月季，西墙根儿下有铁丝网围成的大鸡笼。

调查一家人的中毒原因，除了要采集他们平时吃的食物、用的东西，还包括他们平时接触的环境，甚至空气也要进行采样。

李大白进入李广发家的厨房。墙角有一台冰箱，冰箱里放着住院前还没有吃完的食物。李大白对冰箱里的食物每样采集了一点儿放进采样袋，之后又在厨房的橱柜里找到平时常吃的米面油。灶台旁有各种调味品，所有的东西都采集了一点儿。

谷小南进入李广发家的卧室，对卧室地面、床头、柜子表面所有可疑物品都做了采样。

青耕主任站在院子里，观察周围环境。院子中央有一口水井，井口不大，直径只有几十厘米，井口有水泥盖封口，有电线和水管出入，这是一个窄口深井，是李家村及附近几个村落村民们常用的取水方式。

青耕主任合上电闸，井口外的水管有水喷涌而出。抽出来的井水流进旁边的水桶里。青耕主任拉下电闸，观察水质。井水清澈冰凉，闻不出什么异味。他取了一部分井水放进采样箱，接着又查看院子里的其他东西。

西墙根儿的铁丝鸡笼里，几只鸡正在争抢食槽里的麦麸伴小青菜。

青耕主任仔细观察发现，除了抢食的鸡，还有很多只鸡无精打采地蜷在一角。而且抢食的鸡中有几只似乎腿脚不太利索，站在食槽旁颤颤巍巍地，吃着吃着就突然扑倒在地，像是瘫痪了一样。

瘫痪了的鸡？

青耕主任突然想到医院里瘫痪在床的患者，如今鸡也出现症状，难道是村民和这些鸡接触了相同的有毒物质？又或许是人禽共患病？

无论是哪种原因，这些瘫痪的鸡都是重要线索。

青耕主任立刻对鸡笼周围采样，包括鸡屎、麦麸拌小青菜的鸡食，还把其中一只病鸡也一并装进了采样袋。

在李广发家采完样，青耕主任一行人又去了李家村的另一户发病人家。相同的流调过程。只是这家人没有养鸡，却养着猪。这家人的猪由隔壁邻居帮忙临时喂养。

猪一天吃三顿，上午刚吃完饲料，食槽里还残留着一些猪食残渣。青耕主任取了一部分猪食残渣出来，放进采样袋。

有了之前在李广发家的经验，青耕主任仔细观察猪的状态。刚吃完食的猪并没有躺下休息，而是在猪圈里来回溜达，并且在墙角石头上蹭痒痒。大白猪在猪圈里走起来，后腿不利索，似乎有些晃悠。

李大白见青耕主任一直盯着猪看，不禁疑问："头儿，这头猪有问题？"

"后腿好像有问题，我想采这只猪的血样。"

李大白自告奋勇，说："我来，从猪耳朵采血，我之前做过。"

一上午的时间，完成了李家村十几户发病人家的现场采样工作，其他组员也完成了隔壁几个村的十几户人家的现场采样工作。

调查组正准备返回，青耕主任从目前的流调信息中又找到了线索。

病区村民常年都以面粉为主食，而病家和非病家在面粉加工上有所不同，病家的面粉均在同一家私人面粉加工厂加工，非病家的面粉则是从镇上购买的成品面粉。

这同一家私人面粉加工厂就是李家村的李二柱私人面粉厂。

种种线索表明，李二柱私人面粉厂出产的面粉很可能有问题。

青耕主任想起今天上午在李家村李二柱家进行流调时的情景。虽然李二柱一家都没有出现中毒症状，但他家的鸡和猪都有发病情况，而且饲料中含有自制的麦麸，这些麦麸都来自李二柱私人面粉厂给顾客加工后的剩余边角料。

从流调资料来看，发病的村民加工小麦的时间都是在近半个月之内，而李二柱家虽然也常年吃自家加工的面粉，但最近一次用自己家的小麦加工是在两个月前。从这里可以推算出，如果真的是面粉有问题，那也是半个月前开始加工的面粉有问题。

具体问题又出在哪里呢？青耕主任决定再去李二柱家的私人面粉厂转一圈。

第二次进入李二柱家，青耕主任直接问："最近你们的面粉加工与以前相比，有没有什么不同？"

李二柱很快回答："最近这一个月是挺忙的，来跟我预约加工小麦的人很多，不过这两天因为很多村民生病，人心惶惶的，大家也都没心思来加工麦子了，所以这两天也就清闲了。"

"最近一个月机器有没有什么问题？或者是最近一个月有没有什么跟以前不一样的情况？"

李二柱老婆提醒李二柱："半个多月前，邻村来加工麦子的时候，机器不是坏了吗？你还修了很长时间，当时李广发家的拉了100斤麦子来，还等了一刻多钟呢。"

青耕主任对李广发这个名字很熟悉，他是这次中毒的发病者之一。

李二柱恍然大悟："哦，我想起来了，半个月前面粉机是坏了一次，我捣鼓了半天，第二天早晨才修好。"

果然有线索。

青耕主任让李二柱带他去查看面粉加工机。

面粉加工机旁，李二柱重新演示当时维修的整个过程，并一边演示一边解释："当时这边有两个齿轮坏了，我换了齿轮，又加了点润滑油。润滑油就是这个，是我前些日子刚从镇上买回来的，半个月前修机器的时候刚拆封。"

青耕主任注意到李二柱手上的润滑油，还有刚修理过的两个齿轮之间有大量的油污。油污顺着齿轮流进面粉加工机里，污染了从里面出来的面粉。

"润滑油给我看一看。"

李二柱将开了封、用了一半的润滑油交给青耕主任。润滑油很黏稠，呈棕黄色，青耕主任用手扇了扇瓶口，一股难闻的气味飘散开来。

青耕主任突然想到一种物质——磷酸三甲苯酯。

这是一种有机磷化合物，英文缩写 TOCP，是一种浅黄色的液体，平时用作化工原料，常作为增塑剂和液压油的阻燃剂。

TOCP 的毒性主要损害感觉神经和运动神经，破坏锥体束和脊髓小脑束。人摄入 TOCP 后，根据摄入量的多少，会呈现不同程度的临床症状，症状轻的只是周围神经炎，严重者肢体瘫痪。

这次村民们的中毒症状符合文献中描述的 TOCP 中毒症状。

"这瓶润滑油我要带回去。"青耕主任又对面粉加工机内的油污及里面残存的面粉进行了采样，带回疾控中心实验室。

·实验室支持与病因推断·

因为有了具体的检测对象，当天下午疾控中心实验室的检测结果就出来了。患者的血液中检测到 TOCP。在李二柱所用的润滑油、面粉加工机内的油污及残存的面粉中，以及患者家的面粉里均检测到 TOCP。而且患者家的面粉都是近半个月在李二柱家面粉厂加工的。非病家的面粉中 TOCP 均为阴性。在患者家用来喂鸡和喂猪的麦麸及病鸡、病猪中也检测到 TOCP。

蔷薇乡这次集体中毒事件的原因找到了。青耕主任制定了病例定义，在李家村及周围几个村庄搜索可疑病例，共搜索到 84 人，全部安排入院治疗。被污染的面粉全部追缴，同时在村民中科普 TOCP 的危害。

·结案报告·

村民去李二柱家私人面粉厂加工小麦，面粉被机器上含有磷酸三甲苯酯（TOCP）的润滑油污染，村民食用被污染的面粉，先后发病。60 多名患者集中在李家村及周围村庄的 20 几个家庭内，而且患者的症状跟食用量有关。发病重的都是常在家吃饭的人，进食量多，毒物的蓄积相对多；发病轻的一般是在外打工、中午不在家吃饭的人，体内毒物蓄积相对少。

通过追缴被污染的面粉，治疗患者，再无新发病例出现，一起因为私人面粉加工厂使用含有 TOCP 润滑油导致面粉污染的集体中毒事件调查到此结束。

疾控提示

● 什么是磷酸三甲苯酯

磷酸三甲苯酯是无色不挥发油状液体，是甲酚各异构体的磷酸酯的混合物。性质稳定，不溶于水，溶于醇、苯等多种有机溶剂。主要用作塑料增塑剂、喷漆增塑剂。可燃，受热分解产生剧毒的氧化磷烟气。与氧化剂能发生强烈反应。燃烧分解产生一氧化碳、二氧化碳、氧化磷、磷烷。经呼吸道、消化道、皮肤吸收进入人体后可引起中毒。

● 磷酸三甲苯酯的中毒症状

磷酸三甲苯酯主要抑制胆碱酯酶活性。临床中毒多由毒性较大的邻位异构体即磷酸三邻甲苯酯引起，主要表现为中毒性神经病。急性中毒大多由食用掺杂本品的饮料、烹调油、面粉及其他被污染食品引起，亦可由生产过程中意外吸入本品所致。大量口服后先出现恶心、呕吐、腹泻等症状，后出现肌肉疼痛，继之出现肢体发麻、肌无力、行走困难，以至足、腕下垂，重者可有咽喉肌肉、眼肌、呼吸肌麻痹，导致死亡。慢性中毒表现为长期小量接触邻位磷酸三甲苯酯，出现与急性中毒相同的神经系统损害。

● 磷酸三甲苯酯泄漏的应急处理

发生泄漏时，应迅速撤离，将泄漏污染区人员转移至安全区，并进行隔离，严格限制出入。切断火源。建议应急处理人员戴自给正压式呼吸器，穿防毒服。不要直接接触泄漏物。尽可能切断泄漏源。防止泄漏物进入下水道、排洪沟等密闭空间。少量泄漏时，用沙土、干燥石灰或苏打水混合处理。大量泄漏时，构筑围堤或挖坑收容，用泡沫覆盖，降低蒸气灾害；用泵转移至槽车或专用收集器中，回收或运至废物处理场所处置。

● 磷酸三甲苯酯中毒的急救措施

皮肤接触磷酸三甲苯酯时，应脱去污染衣物；眼睛接触磷酸三甲苯酯时，应提起眼睑，用流动清水或生理盐水冲洗；误服后，应饮足量温水，催吐、洗胃、导泄；吸入时，迅速脱离现场至空气新鲜处，保持呼吸道通畅，如呼吸困难，应给予氧气，如呼吸停止，应立即进行人工呼吸，并尽快就医。

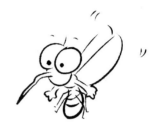

第八案　制鞋小镇

制鞋小镇不断出现不明原因的发热患者，恐慌气氛蔓延

岩海市位于亚热带地区，四季分明。云溪镇位于岩海市东南，依山傍水，镇上有一条河穿流而过。云溪镇私营经济发达，以家庭作坊式的鞋业加工为主。

时值夏末秋初，几场秋雨过后，镇中小河水位上涨。堆积的垃圾被雨水冲散，有些阻塞了下水道，有些漂进小河，太阳晒过，便臭气熏天。

住在镇东头的赵小花一家正忙着赶订单，制鞋用的布料、橡胶等材料堆在室内，一些废弃的材料杂乱地堆在院子里。因为连日阴雨，废弃的布料浸满水，跟废弃的橡胶混杂在一起，看着更加杂乱，堆积了几天的废料已经让小院无处下脚。

赵小花趁雨过天晴，用自家脚蹬三轮车将废料运往镇外的垃圾场。

这处垃圾场本来是镇上的生活垃圾中转站，但小镇居民基本都以制鞋为生，产生了大量的工业垃圾——废布料和废橡胶，这些废料被扔到这处垃圾中转站里，这大大超过了垃圾站的运营能力，致使大量垃圾滞留。附近居民们反映过几次，但问题一直没得到解决。

30多岁的赵小花蹬着三轮车，吃力地赶到垃圾场门口，发现垃圾场内已经堆满，围墙外有大量被雨水冲出来的垃圾。垃圾场旁不远处有人正在焚烧一堆橡胶，黑色烟雾升腾，刺鼻的气味弥漫开来。

"又在烧橡胶，弄出这么大味儿，直接扔这里不就行了。"赵小花一边说一边把自家三轮车上的垃圾用铁铲子铲到地上，还不忘唠叨着，"今天收垃圾的怎么还不来。昨天一场雨，垃圾冲走了一半儿，今天再不来收，晚上要是再来一场雨，不仅是下水道，连旁边的河道也得堵。"

卸完自家垃圾，赵小花累得一头汗。垃圾落地惊起一群苍蝇蚊子，苍蝇四散到别处沾着污泥的生活垃圾上，蚊子却聚拢到赵小花周围，伺机吸血。

"都入秋了，咋还这么多蚊子。"赵小花一边驱赶周围的蚊子一边抱怨。

骑上三轮车，赵小花飞快地离开了垃圾场。虽然被蚊子叮了几口，但远离垃圾场的臭气，她终于可以大口呼吸了。

当天傍晚，赵小花感觉头晕，浑身乏力，测了体温，37.8℃。

她发烧了，但她还是忍着难受给全家人做了晚饭、辣炒花甲、凉拌海带苗、紫菜汤，外加从镇上小超市买来的烙饼。

看着家人吃完饭，赵小花勉强吃了两口，就躺下休息了。

半夜，赵小花的症状越来越严重，发烧到39.8℃，身上开始出现皮疹，更糟糕的是10岁的女儿赵小果也开始发烧、出皮疹。

丈夫赵大树立刻联想到最近镇上的一个传言——很多人都莫名发热，发热持续时间长。隔壁邻居老李就是发热住院，住了两个多星期才出院，到现在还没力气，在家休养着。

赵大树慌了，感觉可能是传染病，立刻将母女俩送去附近医院。

·病例发现与报告·

岩海市疾病预防控制中心，应急办公室。

接到市医院防保科报告：该医院近期收治了许多来自该市龙南县云溪镇的持续发热病例，发热原因与疾病诊断均不明。据患者称，当地类似病例较多，已引起群众恐慌。请求市疾控中心协助调查。

青耕主任分析说："云溪镇短时间出现多例临床症状相似的病例，怀疑群体性事件；临床医生不认识，怀疑新发传染病；当地居民中已出现恐慌，病例数可能远不止报告的数量。基于以上三点，咱们要启动现场调查。"

青耕主任抽调相关人员组成调查组，分头进行初步调查。青耕主任带队去市医院了解住院患者情况；李大白和谷小南带队去龙南县，会同龙南县疾控中心工作人员对云溪镇发病情况进行核实调查。

·现场流行病学调查·

市医院内，青耕主任调看病历档案，询问接诊医生、患者及患者家属，了解到该院自今年9月中旬以来陆续收治了6例来自云溪镇的患者，其中2例为母女关系，主要症状是持续发热、头晕、乏力、血二系（白细胞和血小板）减少，多数患者后期出现皮疹等症状。医院已经检测了多种病原体，包括流行性出血热、EB病毒、柯萨奇病毒、巨细胞病毒等的特异性抗体，结果均是阴性。医生初步考虑是病毒感染（具体原因不明），可能具有传染性。

按照惯例，青耕主任对每一位住院患者都进行了流行病学调查，发现目前住院的6名患者中，有5名都是家庭制鞋作坊的人，还有1名女患者是云溪镇卫生院的护士。这几位患者都持续发热7天以上，伴有乏力、四肢酸痛的症状，大部分躯干及四肢出现皮疹。

与此同时，李大白和谷小南来到龙南县疾控中心，在县疾控中心的配合下，两人了解到云溪镇卫生院自8月以来的就医情况。从8月下旬开始至昨日也就是10月2日，云溪镇共发生23例发热病例，其中男性6例、女性17例，各年龄段均有分布，地理分布主要集中在该镇方圆3公里区域内，并且有明显的家庭聚集现象，其中每户3例的有2户，每户2例的有5户，临床症状都表现为持续发热、头晕、乏力、血二系（白细胞和血小板）减少，发病后期出现皮疹，这与在市医院住院治疗的患者的临床表现基本一致。

青耕主任和李大白远程交流了初步流调信息，商量接下来的流调步骤。

李大白说："目前，县疾控中心只查了云溪镇主城区卫生院的接诊情况，发热患者数比往年同期高。我和谷小南在云溪镇主要街道看了一遍，发现这里的环境比较差，垃圾随意堆放，河道变臭、变黑，布料、橡胶等废料都堆积在室外，苍蝇、蚊子密度较高，不排除是蚊媒、虫媒疾病，而且这里的人有生食、半生食小海鲜的习惯。县疾控人员说，伤寒和副伤寒是当地常见的肠道传染病之一，去年在云溪镇就出现过甲型副伤寒的暴发疫情。还有一个情况，据镇上居民反映，经常有人燃烧橡胶等制鞋废料，导致空气中有刺鼻气味儿，居民们恐慌的一个原因是担心发热是吸入这种刺激性气体引起的。"

青耕主任说："从目前的初步流调结果来看，存在的发病人数远多于医院的 6 例，可能波及该乡镇的多个村，并且原因不明。现在要扩大病例搜索范围，在全县内进行病例搜索，搜索的定义为发烧 38℃以上，白细胞、血细胞减少或出现皮疹。同时，咱们分头行动，采集健康人群、密切接触者及恢复期患者的血清，送我们疾控中心实验室进行血液常规检测，进行伤寒、副伤寒的快速检测，以及蚊媒、虫媒疾病相关病原体的检测。"

相关标本送到市疾控中心实验室，检测结果很快就出来了。

随机抽查的当地健康人群的血常规检测白细胞和血小板计数均在正常范围内。14 份恢复期患者血清中查出 7 份乙型副伤寒阳性，11 份密切接触者血清中有 3 份乙型副伤寒阳性，18 份健康人群血清中有 8 份乙型副伤寒阳性。用间接免疫荧光法检测市医院住院的 6 例患者血清中的登革热 IgG 抗体，其中 4 份阳性。

虽然实验室出了结果，排除了化学性致病因素，但要判定疫情的种类，还需要回顾云溪镇的历史疫情。

伤寒、副伤寒是云溪镇常见的肠道传染病之一，近几年也常有伤寒或副伤寒疫情暴发，所以云溪镇居民中伤寒、副伤寒的本底抗体水平比较高。在本次检测的患者、密切接触者及健康人群中测出伤寒、副伤寒抗体阳性属于正常水平。云溪镇自新中国成立以来，未曾有登革热疫情暴发的记载，但在本次住院患者中检测到登革热 IgG 抗体，说明是登革热近期感染。

经现场流调专家组讨论，根据流行病学初步调查结果、病例临床表现和实验室检测结果，确定本次云溪镇疫情为登革热疫情，又因为病例中有 1 例从东南亚地区返回的患者，所以推测可能是输入病例引起的登革热疫情。

确定了疫情种类，疾控小组重新制定了登革热监测病例的定义。实验室诊断病例，在县范围内，发热（体温超过 38℃），白细胞、血小板减少或出现皮疹，实验室登革热抗体检测阳性。临床诊断病例，在县范围内，发热（体温超过 38℃），白细胞、血小板减少或出现皮疹。疑似病例（监测病例），9 月初以来，在云溪镇或去过云溪镇、近期出现发热的患者。对云溪镇病例较为集中的镇中心区域及 3 个所辖村进行入户病例搜索、个案流行病学调查，对部分病例采集血清标本，进行登革热抗体检测。

一天后，经过现场流行病学调查，找到本次疫情的首发病例。

首发病例概况：赵来福，男，1970 年出生，云溪镇人，某化纤有限公司的员工，从事机器设备安装维修工作。

赵来福 5 月 27 日乘飞机到马来西亚后，直接到当地某公司进行设备安装和维修；7 月 18 日返回云溪镇，19 日、20 日在家中休息两天，7 月 21 日到单位工作，7 月 22 日傍晚出现发热、乏力症状，到云溪镇某卫生院就诊，当时测体温 39℃，在该卫生院输液抗感染，次日又到该卫生院就诊输液；7 月 24 日又到单位工作，上班期间出现面部潮红，由同事陪同去云溪镇中心医院门诊，门诊给予抗感染及对症治疗；7 月 27 日又到云溪镇中心卫生院门诊，查体温 40℃，白细胞（WBC）2.1×10^9/L，血小板（PLT）2.9×10^9/L，收治入院。

入院诊断：上呼吸道感染，经抗感染输液治疗，患者好转，于 8 月 3 日出院。出院诊断：上呼吸道感染。

8 月 5 日患者开始上班，至今情况良好。

·实验室支持与病因推断·

李大白带人入户调查，发现赵来福家里养着观赏性水生植物——滴水观音，水瓶中漂浮着许多孑孓，院子里也种着许多绿植，隔着半人多高的围墙，隔壁赵大树家的院子里仍堆着许多制鞋废料，有苍蝇和蚊子在院子内飞舞。详细询问了赵来福在马来西亚的工作生活经历，发现他在马来西亚的居住地是登革热疫区。采集了赵来福的血清标本，经疾控中心实验室检测，登革热 IgG 抗体阳性。

赵来福因此被确定为本次疫情的首发病例。

经过现场流行病学调查，除了首发病例赵来福的资料，还得到了云溪镇其他登革热病例的发病时间、地理位置、人群分布情况。

拿到这些信息后，调查组开始划定疫点和疫区。划定以每个病例居住家庭或工作场所为中心，周围半径 100 米的范围内为疫点，划定云溪镇为疫区。

专家组开始对发热患者规范管理。对来自云溪镇及周围乡镇的发热患者实行登记即日报告制度；对疑似病例采集血清标本，进行实验室检测；对现症患者实行住院隔离，隔离期限为发病之日起不少于 7 天；对登革热疑似病例做好流行病学调查，对接触者进行 15 天医学观察。

确定本次疫情为登革热疫情的同时，对云溪镇进行病媒监测。

初期，调查小组在云溪镇共捕获成蚊 128 只，其中白纹伊蚊 26 只，占 20.31%。捕获孑孓 400 余条，检查 19 户家庭，共有积水容器 96 只，其中 18 户家庭的 62 只积水容器中白纹伊蚊幼虫阳性。经计算，布雷图指数 326，容器指数 64.58%，房屋指数 94.74%。

之后，消杀组开始协助疫点疫区进行室内外紧急灭蚊，迅速降低成蚊密度。用药物灭蚊的同时，采取各种措施消除蚊子孳生地，全面进行翻盆倒罐、填塞竹洞树洞、铲除杂草、疏通下水道、河道，处理室内各种小型积水，如花瓶、盆景，同时加强疫区内蚊虫密度监测。很快，疫区的布雷图指数降低至 5 以内。

布雷图指数（Breteau Index）是评价一个地区伊蚊密度的指标，

也就是平均每百户内有伊蚊幼虫孳生的容器数。布雷图指数在 5 以下，属于安全范围；如果该指数高于 20，意味着一旦有外部病例输入，就可能在该地区造成蚊媒传染病的流行。

青耕主任带领李大白和谷小南对早期病例和特殊病例的传播链进行调查。首发病例赵来福居住地周围半径 30 米范围内，共发生 14 例实验室确诊登革热病例，其中赵大树、赵小花和赵小果一家三口就住在首发病例赵来福家隔壁，物理距离 10 米范围内。现住院的女护士曾经护理过首发病例赵来福。

在对病例扩大搜索时，还发现了 5 例不在云溪镇居住的患者。经流行病学调查发现，这 5 例患者在发病前 15 天内均有在疫区云溪镇短暂居住或逗留史及蚊虫叮咬史。根据暴露时间推算，该 5 例患者的潜伏期在 4~10 天之间。

几天后，疾控中心实验室从患者标本中分离出本次疫情的登革病毒，并得到测序分析结果，此次登革病毒属于东南亚来源的基因 I 型。

·结案报告·

本次事件为一起输入病例引起的登革热暴发疫情，共计发病 83 例，在部分居民中引起一定程度的恐慌。疾控中心接到报告后，迅速开展流行病学调查，2 天时间内查明病因，并制定了以快速杀灭成蚊为主的综合性防治措施，在 7 天内使布雷图指数下降到 5 以内。由政府主导多部门协调行动，保证了各项措施落实到位，使疫情在短时间内得到有效控制。这次登革热疫情被控制住之后，当地政府在云溪镇开展灭蚊防病宣传，引导居民养成良好的卫生习惯，增强预防蚊媒疾病的意识，防止疫情再次发生。

✍ 疾控提示

● 什么是登革热

登革热是由登革病毒引起的急性传染病。登革病毒属于黄病毒科黄病毒属的 RNA 病毒。主要传染源包括患者和隐性感染者。病毒血症期主要是在患者发病前 1 天至发病后 5 天，此期传染性较强。传播媒介主要是白纹伊蚊和埃及伊蚊，病毒在蚊子体内经 8~10 天增殖，通过叮咬传染给人。人对登革病毒普遍易感，但感染后并非人人发病，可表现为无症状隐性感染、轻型、典型、登革出血热及登革休克综合征等 5 种类型。

● 登革热的症状

热：登革热的首发症状一般是发热，通常持续 3~5 天可降至正常体温，有些人低烧，有些人高烧可达 40℃。

痛：头痛、眼眶痛、肌肉与骨关节痛，全身乏力。

红：可能出现面、颈、胸部潮红，甚至出现眼结膜充血、浅表淋巴结肿大、牙龈出血等。

疹：皮疹分布于四肢躯干或头面部，为充血性皮疹或点状出血疹。

其他：还可能出现恶心、呕吐、腹痛、腹泻等胃肠道症状。

一般情况下，大多数人感染登革热后症状轻或无症状，仅少数患者会发展为重症，表现为严重出血、休克、多器官衰竭等，甚至会死亡。

● 登革热的预防

登革热流行期间，管理传染源、切断传播途径是最有效的预防措施。

患者居家隔离或住院期间，住所或病房应安装窗纱、门纱，为每位患者提供蚊帐，建议封堵空调管道边的缝隙，给厕所窗、病区大门也装上窗纱、门纱。

清除蚊虫孳生地及科学有效地灭蚊是预防登革热的根本措施。动员大家清除积水（主要是室内容器的积水，比如景观水生植物、花盆，以及室外小型积水，比如废旧轮胎、泡沫箱、饮料瓶积聚的雨水）、疏通沟渠、清除居住地附近的杂草。可适当选用高效、低毒、对环境无污染的杀虫剂。对公园、学校和医院等重点区域的积水沟渠、下水道等蚊虫孳生地，可选用溴氰菊酯乳油（按 1∶200 配制）进行定期喷洒，使用剂量为 40 mL/m³。家庭或病房可选用杀蚊烟片。灭蚊时要注意个人防护，需穿工作服、水鞋，戴口罩、帽子、手套等。

● 日常防蚊小妙招

第一招：清积水

换：水生植物定期换水（每3~5天换水1次）。

清：及时清理饮水机、花盆托底等处积水（每 3 ~ 5 天清理1 次）。

翻：闲置、废弃容器需清除或翻倒过来。

养：水缸、鱼缸等适时放养鱼类（每周清洗1次）。

第二招：清垃圾

通：室内保持通风，避免潮湿。

扫：常打扫，保持家中干净卫生。

第三招：做防护

装：家中安装纱门纱窗，使用蚊帐。

灭：适时使用蚊香、电蚊拍、杀虫喷雾剂等进行驱蚊。

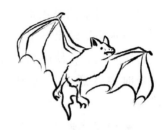

第九案　地狱使者

一群"驴友"露宿原始森林，几天后有人突然发狂

岩海市西20公里，紧邻海岸的云台山脉，秋日正午太阳高照，但深山密林里仍浓雾弥漫。

云台山脉深处某个山谷，雾气尤其浓重，几个人影在密林中穿行。

山谷溪水碰撞岩石的叮咚声、人的脚步声、密林里各种野生动物出没的声音，混杂在一起，像一首森林合唱。

几个人影经过跋涉，最后聚集在山谷溪水旁一块巨大的平坦岩石上。8个人中有男有女，都是20来岁的青年，穿着防雨的冲锋衣，背着硕大的双肩包，皆是野外探险的"驴友"打扮。

其中一个体格健壮的男子，是这次野外探险的队长张伟。除了他，所有人都坐在岩石上，只有他站在人群中间，对周围的人说："按照我们之前在网上的约定，到了天门峡之后，再转去一线天，之后去望云峰，大家有什么意见吗？"

坐在岩石上的一个穿着军绿色冲锋衣的小伙子，突然举起手说：

"你说的是 A 线路，我们当时还讨论了 B 线路，就是到了天门峡这里之后，不去一线天，转去野猴岭，从野猴岭上望云峰，最后出山回去。"

队长张伟说："当时我们在群里虽然讨论了 B 路线，但是大家都说野猴岭太危险。"

穿军绿色冲锋衣的小伙子陈峰一脸不屑："来云台山脉探险，当然要走别人没走过的地方，难不成跟普通游客一样去那些景点转一圈就回去？那我们还算什么出来探险的'驴友'？"

其中一个身材娇小的年轻姑娘说："之前有'驴友'去野猴岭出了事儿，从那之后去野猴岭的人就少了。"

顺着这个话题，周围的驴友开始七嘴八舌地讨论。

"听说那个人是在野猴岭被猴子抓伤，回去后没几天就得病死了。"

"听说不是被猴子抓伤，而是被野猴岭的怪物给吓疯的。"

"什么怪物？"

"怪物就是别人没见过的野兽呗，估计是类人猿之类的野人吧。"

"哪有什么野人？净瞎说！"

"如果真有野人，我倒想去看看。"

"看什么看，小心野人把你抓去，把你给生吃了。"

"哪有那么可怕，关于野人的传说纯粹是造谣，我去过野猴岭一次，那上面就只有几只野生猴子、几个山洞，根本没什么野人。"

"我听说有旅游公司要开发云台山脉的野猴岭，连勘测人员都去过几次呢，如果有野人早被发现了。"

"就是，野猴岭根本没危险，去看看也不错。"

"不过，我听说那个在野猴岭被猴子抓伤回家就死了的人，好像就是旅游公司进去勘测的人。"

"你怎么知道得这么清楚？"

"我一个亲戚在那家旅游公司上班，听他讲的。"

"这么说来还真有其事啊，我不敢去野猴岭，还是去一线天算了。"

"我想去野猴岭。"

"我想去一线天。"

最后投票决定，大家一起跟着陈峰去野猴岭。

太阳落山，林中寒气加重，"驴友"小队的队员走在野猴岭的丛林中，十分兴奋。

野猴岭是云台山脉深处的一座小山，山上有瀑布，山间有溪水，还有浓密的原始森林覆盖表面，林子里不断传来野猴的啼叫声。

因为人迹罕至，所以野猴岭上没有路，"驴友"小队用随身的手杖开路，在密林中缓慢穿行。

走到一处瀑布下的泉水旁，陈峰的女朋友王娟抬头望了望天色，对身旁的陈峰说："太阳已经落山了，在天完全黑下来之前，我们要找到晚上露营的地点。"

陈峰抬头望向半山坡的方向，密林掩映处，隐隐约约有一个洞口。

陈峰指着洞口方向，说："天气预报说今晚会有小雨，我们去那个山洞看看适不适合扎营。"

从瀑布下面到半山腰，众人走过一段山路，终于走到那个洞口前。

洞口很大，呈不规则的半椭圆形，有两人多高、五六丈宽。

此时天色基本暗了下来，众人拿出备用的手电筒，准备去山洞内看看。

走进山洞，有凉丝丝的风迎面吹来。

王娟打了个喷嚏，说："这山洞有风，说明里面是通透的，扎营的话，至少空气应该没问题。"

陈峰用手电筒朝四周照了照，发现山洞内怪石嶙峋，洞壁的山石凹凸不平，但洞内地面还算平整。

众人拿着手电筒继续往里走，走了几十米之后，王娟的手电筒光线突然照到洞内地面上有一堆黑乎乎的东西。

"你看这是什么？"王娟惊声问。

陈峰俯身检查，说："是一些没完全烧完的木头，看来这个山洞以前有人住过。"

王娟放下心来，既然有人住过，说明这里没什么问题。

众人在木炭周围检查了一圈，发现这里是目前山洞内最平坦的地方，适合搭帐篷，空气也不错，离洞口也不远，既可以避雨又保暖，是个扎营过夜的好地方。

众人一商量，决定把帐篷搭在这里。

因为之前都有过野外露营的经验，众人很快把帐篷搭好，并点火做晚饭。

晚饭做好了，但陈峰的手掌在做晚饭时被山洞壁上一块凸起的尖锐石头刮破了皮，流了点血。王娟心疼，忙从随身带来的医疗包里找出酒精棉球给伤口消毒，又贴上创可贴才算放心。

晚饭后，众人继续往山洞深处探险。

山洞内蜿蜒曲折，走了一段距离之后，王娟觉得害怕，拉着陈峰的胳膊说："这山洞越往里走，越觉得阴森森的，还有一股臭味，我们还是回去吧。"

陈峰安慰说："别怕，我们这么多人呢，就算有野兽，我还有防身的匕首。"

陈峰的话音刚落，山洞深处突然飞出几个黑影，在手电筒苍白的光线映射下，更显恐怖。

王娟吓得惊声尖叫，下意识地拉紧身旁陈峰的胳膊："啊——什么东西？"

突然被女朋友一拉，再加上头顶飞过的几个黑影，陈峰也吓了一跳，脚下一个趔趄。

陈峰单手扶地，稳住身子。

王娟也差点儿摔倒，被陈峰扶起来之后，两人紧靠在一起，其他人也聚拢过来。

陈峰握紧手电筒，朝山洞顶端照去。

密密麻麻的黑影停在前方的山洞顶壁之上，在手电筒光线的映射下，黑影中有红色的光点闪烁，像一颗颗红宝石。

黑影在动，是活物！

众人的手电筒同时照向山洞顶壁上的黑影。

蝙蝠！山洞顶壁上密密麻麻的黑影竟是一片蝙蝠。

队长张伟说："这么多蝙蝠！足足有几千只吧？"

陈峰用手电筒朝山洞顶壁上照来照去。蝙蝠受到光线的刺激，有些躁动。

陈峰说："这是个蝙蝠洞，难怪会有这么浓的臭味，你看地上，很多蝙蝠粪便。"

地上是一大片厚厚的黑黑的蝙蝠粪。因为年代久远，下层的蝙蝠粪已经硬结，上层的蝙蝠粪有些黏，表面上还落着几只死蝙蝠。

陈峰只顾着打量山洞顶壁上的蝙蝠和地上的蝙蝠粪便，王娟却看到陈峰手掌上沾到了蝙蝠粪。

王娟指着陈峰的手掌，提醒说："你手上沾到了蝙蝠粪，创可贴也弄脏了，我们快回帐篷那里处理一下，换个新的创可贴。"

陈峰望着自己手掌上沾到的黑漆漆的蝙蝠粪便，顿觉恶心："是太臭，赶快回去洗洗，否则晚上没法睡了。"

众人回到帐篷区过了一夜，第二天一大早从野猴岭出发，按照之前规划的路线继续前行。

为期三天的云台山脉探险之旅结束了，"驴友"们各自回到岩海市继续日常的工作。

一个月后，跟以前无数个上班的日子一样，陈峰和王娟从他们的出租屋里出来，坐地铁赶往公司。

上班早高峰，地铁内非常拥挤，陈峰和王娟站在靠近地铁门的扶手处。陈峰紧挨着扶手栏杆站着，精神萎靡。

王娟用手试探陈峰的额头，担心地说："你头有点儿发烫，早晨又没吃早饭，要不跟公司请个假吧。"

陈峰摇头说："只是感冒，不要紧。"

地铁中途停靠站点，车厢内又挤进许多人，陈峰和王娟被人群挤着移动了几步。刚挤上车的一个 30 来岁的壮汉，手里拿着半个没吃完的鸡蛋饼，就站在陈峰和王娟身旁。壮汉的胳膊紧挨着陈峰的肩头。

地铁启动，人群随着惯性又是一阵晃动。壮汉手里的鸡蛋饼差点儿被挤掉，朝身旁的陈峰大声说："你往里面走走，里面还有点位置。"

陈峰像是受了刺激，突然发起怒来，张口就咬向壮汉的手腕。

壮汉一声惨叫，猛地甩开陈峰。

壮汉的手腕鲜血淋漓，竟被陈峰咬下一块皮肉。

一车厢的人都被眼前的一幕给惊住了。陈峰竟然毫无预兆地张口咬人，还将人的肉给活生生地撕扯下来。壮汉惊慌，又疼又怒，伸手就要揍陈峰。陈峰却突然倒地，浑身抽搐。

车厢内的人回过神来，有人开始喊。

"报警！"

"叫救护车！"

医院，接诊医生看着陈峰的检查报告，眉头微皱，对王娟说："你男朋友确诊是狂犬病。"

王娟神色震惊，医生询问其流行病学史："陈峰之前有没有被猫或狗咬过或抓伤过？"

王娟摇头说："陈峰讨厌猫狗，所以家里没有养猫狗之类的宠物，也从不去接近，所以确定他没有被猫狗咬过或抓伤的经历。"

医生又问："有没有被蝙蝠咬伤过？"

王娟微微一顿，摇头说："应该……没有。"

"陈峰近期有接触过蝙蝠？"

"嗯，我和陈峰最近跟几个'驴友'去云台山脉野营探险，在野猴岭发现了一处蝙蝠洞，我们在洞里面住了一晚。不过我觉得陈峰没有被蝙蝠咬过，但他手被洞内的岩石划伤流血，伤口上还沾了蝙蝠粪。"

医生若有所思，感觉找到了陈峰的发病原因。

病房外有吵闹的声音传来，王娟突然缩在地上全身颤抖。

医生急忙俯身要扶她，王娟却张嘴要咬人。医生敏捷地躲过，制住她的双手，喊来其他医护人员将王娟绑在床上。

"从症状来看，又是一例狂犬病。"医生眉头深锁，打电话将情况上报给疾控中心。

·病例发现与报告·

岩海市疾病预防控制中心，应急办公室。

青耕主任接到医院的报告：发现 2 例临床诊断狂犬病病例，二人为男女朋友关系，男患者曾有接触野生蝙蝠的经历。

聚集性狂犬病疫情？岩海市每年都有狂犬病病例报告，但家庭成员同时发病的情况还非常少见。

青耕主任带着李大白和谷小南去往报告的医院。

·现场流行病学调查·

医院内，青耕主任向接诊医生询问具体情况。当说到患者陈峰曾去过野猴岭蝙蝠洞时，医生提出自己的疑问：“陈峰虽然没被蝙蝠咬过，但他手被划伤，伤口接触蝙蝠粪，这种途径感染也有可能，但他女朋友王娟怎么也会感染？难道是两人接吻，黏膜传播？”

青耕主任说：“有这种可能。但我现在更担心另一种可能，曾有文献报道，当气溶胶中狂犬病毒达到一定浓度时，也能通过呼吸感染呼吸道黏膜，使人患狂犬病。如果王娟是后一种感染途径，那么同行露营蝙蝠洞的‘驴友’都有感染危险。”

闻言，医生也感觉到事情严重，说：“我们医院近半年来只收过 2 个狂犬病患者，其他医院就不清楚了。”

青耕主任说：“接下来的事，我们疾控来处理。”

青耕主任抽调人员组成调查队，并分为两组，同时制定了病例定义，让李大白带领第一组调查队从系统里搜索近一个月全市有狂犬病症状的病例，同时寻找当初跟陈峰一起去野猴岭露营的“驴友”的信息。青耕主任亲自带领第二组调查队去往野猴岭蝙蝠洞。

野猴岭。

蝙蝠洞口外的空地，青耕主任、谷小南和其他调查队成员正在穿防护服，旁边还放着现场流调箱、空气采样器等设备。

突然，两个男人从蝙蝠洞里走出来。前面是一个健壮男人，后面是一个双手被手铐铐着的瘦小男人。瘦小男人身上还背着一个麻袋，麻袋鼓鼓囊囊的。

两队人打了照面，都是一愣。

青耕主任认出前面的男人是市局的李警官。

李警官看到疾控一行人的工作牌，主动打招呼："青耕主任，你们这是在执行疾控任务？"

"嗯，李警官这是？"

"抓住一个偷猎者，正准备带回局里。"

青耕主任问："李警官，你们在洞内有没有遇到蝙蝠？有没有被蝙蝠咬伤？或者是接触过蝙蝠粪便？"

"在地上看到过蝙蝠尸体，但没被咬，也没接触蝙蝠粪。"李警官摇头，"为什么这么问？"

"我怀疑这处蝙蝠洞内的蝙蝠携带狂犬病毒。"

"不被咬伤就没事吧？"李警官问。

"若是空气中病毒达到一定浓度，也可能通过呼吸道传播。"

李警官紧张了，他身后的偷猎者更紧张。

偷猎者急忙问青耕主任："啥意思？就是我在洞内喘气都能被感染？我在洞里住了一晚啊，本来想抓只野狐狸能赚点钱，可别把命搭上。"

青耕主任说："我们现在还不确定洞内的情况，但狐狸也是狂犬病易感动物，建议及时接种狂犬疫苗。李警官，我也建议你接种疫苗，先进行暴露前免疫。"

"多谢提醒。"李警官道谢后，带着偷猎者下山去了。

青耕主任带着第二组调查队穿戴好防护装备后进入蝙蝠洞，往山洞深处走，走了一段距离之后光线明显变暗，空气变得潮湿，带着发酵的粪臭味。

山洞深处有黑影闪过，众人走路的声音和手电筒的光线惊动了栖息在洞壁上的蝙蝠。

手电筒齐齐照向洞壁，黑压压的一片蝙蝠。在手电筒的光线下，蝙蝠的眼睛反射着亮红色的光。

谷小南忍不住惊叹："这么多蝙蝠！我感觉像掉进了地狱。"

"都说蝙蝠是地狱使者，它们住在这里，这里不就像个地狱吗。"

"啊？蝙蝠是地狱使者？为什么？"

"蝙蝠身上带有很多种病毒，其中一些病毒能感染人类，除最常见的狂犬病毒外，还有很多其他致命性的病毒，比如说埃博拉病毒、尼帕病毒、马尔堡病毒、SARS病毒，这些都能导致人兽共患病大流行。"

"听青耕主任这么一说，蝙蝠也确实能担上这'地狱使者'的称号。"

调查小组最后捕捉到10只栖息的蝙蝠，采集了若干份蝙蝠粪和洞内土壤，用空气采样器采集了洞中空气标本，统一带回疾控中心实验室。

·实验室支持与病因推断·

岩海市疾病预防控制中心，实验室。

从蝙蝠洞带回的蝙蝠中有2只检测出狂犬病毒阳性，1份洞内新鲜蝙蝠粪标本中狂犬病毒核酸阳性，富集的洞内空气中狂犬病毒核酸阳性。

根据检测结果，青耕主任通知被陈峰撕咬的乘客、"驴友"小队的其他成员，以及李警官和偷猎者及时全程接种狂犬疫苗。

接下来的几天，疾控调查队在蝙蝠洞外竖立警示标识，并在全市范围内通过各种途径宣传狂犬病预防知识。

·结案报告·

陈峰和王娟参加"驴友"组织的云台山探险活动，在野猴岭蝙蝠洞内住宿一夜。陈峰的手掌受伤，出血的伤口接触了含有狂犬病毒的蝙蝠粪便，同时也呼吸了蝙蝠洞内含有狂犬病毒气溶胶的空气。陈峰感染狂犬病毒，在从野猴岭回来的一个月后，于上班途中在地铁车厢内狂犬病发，撕咬了地铁上的乘客。王娟发病，感染途径疑似为与男友陈峰亲密接触或呼吸蝙蝠洞内含狂犬病毒气溶胶的空气。

疾控中心在云台山野猴岭蝙蝠洞内进行采样，发现蝙蝠洞内的蝙蝠、洞内空气和蝙蝠粪便中均含有狂犬病毒，提示这处蝙蝠洞是一处狂犬病自然疫源地，已于蝙蝠洞外竖立警示牌。

曾进入蝙蝠洞的其他"驴友"、被陈峰咬伤的乘客、警察、偷猎者经过及时接种疫苗，目前未出现异常情况。

此次野猴岭蝙蝠洞引发的狂犬病疫情再次证明，蝙蝠是传播狂犬病的高风险动物。

疾控提示

● 什么是狂犬病

狂犬病是由狂犬病毒感染引起的人兽共患病，发病后会出现恐水、畏光、怕风等症状。目前，狂犬病没有有效治疗手段，病死率几乎为100%，但做好预防几乎可以100%防止发病。狂犬病可防不可治，预防至关重要。

● 狂犬病的传染源主要有哪些

犬是我国狂犬病的主要传染源，其次是猫。蝙蝠是传播狂犬病的高风险动物。野生或流浪的食肉哺乳动物传播风险高，狐狸、鼬、獾、貉、狼等是我国重要野生动物传染源。牛、羊、马、猪等家畜和兔、鼠等啮齿动物咬伤传播风险低。禽类、鱼类、昆虫、蜥蜴、龟、蛇等动物不传播狂犬病毒。

● 狂犬病的传播方式

狂犬病毒可通过破损的皮肤或直接接触黏膜感染。被携带病毒的动物抓伤或咬伤是最常见的传播途径。携带病毒的动物舔舐口腔、会阴、肛门等黏膜或尚未愈合的伤口，都可以传播狂犬病毒。对携带狂犬病毒的动物（犬、猫、蝙蝠、狐狸、狼等）进行宰杀、剥皮，也可能造成感染。有报道，移植狂犬病死亡患者的器官也可传播狂犬病。

● 狂犬病的预防及暴露后处置

避免被猫、狗、蝙蝠等动物抓、咬或舔舐；一旦被狂犬、疑似狂犬或不能确定是否携带狂犬病毒的动物抓伤，咬伤，舔舐黏膜、破损皮肤、开放性伤口，或黏膜直接接触可能含有狂犬病毒的唾液或组织，都需要立即进行狂犬病疫苗接种，必要时遵医嘱注射狂犬病被动免疫制剂。若距离医院较远，可先用清水和肥皂水清洗伤口，之后尽快就医。

狂犬病高暴露风险者应进行暴露前免疫，包括从事狂犬病研究的实验室工作人员、兽医、接触狂犬病患者的医务人员、动物收容机构工作人员、接触野生动物的研究人员等。计划前往狂犬病流行高风险国家和地区的人员也可进行暴露前免疫。

及时为猫、狗等宠物打疫苗，不但可以保护宠物不被感染，也可以保护自己和周围的人。

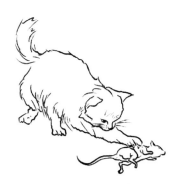

第十案　猫的礼物

喂猫老人收到猫送来的礼物，是福是祸

初夏的傍晚。

岩海市郊区，东平小区。小区里的流浪猫带着刚出窝的小猫们在花园内玩耍，花园旁几位居住在小区内的老太太聚在一起聊家常。

"最近小区里的野猫是越来越多了。"

"可不是嘛，一到春天母猫就下崽儿，一窝有五六只，这数量当然比去年多了。"

"这么多猫，平时去哪里找吃的？"

"翻垃圾桶呗，小区里那么多垃圾桶，里面很多厨余垃圾，随便找点儿吃都饿不死。"

"那天我看到有只母猫叼着一只大死老鼠。"

"有流浪猫也好，我发现我们小区的老鼠是少了，以前经常见，现在有小半年时间没见到老鼠在小区里乱窜了。"

"除了翻垃圾、吃老鼠，这些猫也有人喂。"

"我知道，14 号楼 2 单元的一位姓张的老太太经常拿着剩饭剩菜过来喂流浪猫。你们看，这不又来了吗？"

聊天的老太太们指着小区花园草丛后的一个白色人影，是一位头发花白的老太太，正是她们口中说的张老太。

"张老太，你又来喂猫啊。"有人跟张老太打招呼。

张老太把手中的猫食放进花园里提前预备好的铁饭盆里，有不少流浪猫围上前开始吃。

喂完猫，张老太也凑到老太太堆里聊天："是啊，最近好几个流浪的母猫下小猫，我担心它们吃的不够，就多带了点儿。"

张老太一边说，一边指着不远处的楼房："我家住一楼，外面有个小院子，院子里有很多我收留的猫。我特意在大门边上给猫开了一个小门，方便它们出入，好些流浪猫都变成了家养猫。外面这几只是野性比较大的，还不想到院子里住。"

"张老太，您真有耐心，如果让我养这么些猫，早就烦死了。"

"我这不是老伴死得早，儿女们又不在身边，就我一个人住在房子里，这些猫正好给我做伴。"

一起聊天儿的老太太向张老太问了一些养猫的经验，话题又转到了别的地方。

当天晚上，张老太跟往常一样，给猫喂了食，天一黑便早早上床休息了。

第二天一大早，天微微亮，张老太躺在自己的小床上睡意蒙眬。

突然，她感觉脸旁好像有什么毛茸茸的东西在晃动。张老太惊醒，睁眼一看，竟是一只猫。

张老太认识这只猫，是她收养的一只流浪猫，刚下过小猫没几天。怎么会大清早出现在自己的床头？难道是饿了？

张老太坐起身，正准备给猫拿猫粮，小猫却在她身旁蹭来蹭去，还喵喵叫个不停。

小猫一会儿蹭蹭张老太，一会儿又用脑袋蹭着枕头。

顺着小猫的行动，张老太发现枕头边有一团黑褐色带毛的东西。黑褐色毛团里延伸出一条细长的尾巴。竟是一只大老鼠！

张老太惊悚地蹦下床，惊魂未定间，下意识地拿起床头的鸡毛掸子戳了戳枕头旁的老鼠。老鼠没反应，是一只死老鼠。

张老太稳定心神，再想这只猫刚才的行动，它是在送礼物。这只流浪猫竟然给她带来一只死老鼠。

张老太觉得又好气又好笑，用手拎起枕头旁的灰老鼠在小猫面前晃了晃，说："你喜欢吃老鼠，我又不喜欢，下次再给我送礼物的时候，最好抓条鱼来，老鼠就算了。"

小猫听不懂张老太的话，但一路跟着张老太看着她将灰老鼠扔进院子外的垃圾桶里。

接下来的两天，张老太跟往常一样继续喂养流浪猫，但每次睡醒的时候都会特意检查一下枕头旁，看是否又有流浪猫给她送老鼠当礼物。

第三天早晨张老太醒来的时候，发现枕头旁又有一只死老鼠，这次的老鼠比上次的个头还大。

那只送来老鼠的猫就蹲在张老太的枕头旁，等着她醒来，眼神期盼，似乎在等待主人的夸奖。

接连两次睡觉醒来发现枕头旁有死老鼠，即使是充满爱心的张老太也觉得恶心。当天傍晚，张老太将大门上专门留给猫咪通行的小门给封住了，防止再有流浪猫叼着死老鼠放到她枕头旁。

小门被封住后，死老鼠再没出现。

张老太将流浪猫把老鼠给她当礼物的事情告诉了一起聊天儿的老太太们。所有人都感觉惊奇，没想到猫竟是知恩图报的动物。

几天后，张老太开始感觉不舒服。她开始发烧，躺在床上浑身酸痛，眼睛疼、关节疼、肌肉疼，不想吃饭，不想去厕所，整个人的状态非常不好。

张老太心里明白不能再这样下去，否则自己一个人躺在床上，死在这里都不知道什么时候能被人发现。

她摸索出手机，凭着最后一丝力气拨打了120。

·病例发现与报告·

岩海市疾病预防控制中心，应急办公室。

青耕主任收到市医院的报告：市医院感染科收治了一位疑似肾综合征出血热患者，患者标本正送往市疾控中心实验室，请市疾控中心协助调查。

青耕主任带着李大白和谷小南去往市医院。

·现场流行病学调查·

市医院，感染科。调查小组询问接诊医生关于病例的具体信息，又调看了患者病历，之后穿好防护服进入隔离病房询问患者具体情况。

隔离病房内，张老太正躺在病床上接受治疗。她面色潮红，眼睛布满血丝，脖子跟脸一样，潮红的皮肤中透着微微青紫。见到一群医生进来，张老太的目光在医生中转来转去。

医生跟张老太介绍说这是疾控中心来的专家，想了解一些情况，请尽量配合回答问题。

青耕主任先是问了一些基本的问题，比如年龄、性别、家庭住址、平时的活动范围及小区周围的情况等，紧接着问她是如何接触老鼠的。

张老太急忙为自己解释："我家里很干净，本来是没有老鼠的，可是我平时喂养了一些流浪猫，其中一只特别通人性，知道报恩。我生病之前，它曾有两次将抓回来的死老鼠放在我枕头旁。我当时觉得它心也是好的，就没怎么在意，只是把死老鼠拿出去扔在院子外的垃圾桶里，没想到就这么短暂地接触了一会儿，竟然染上了病。医生，我的病能治好吗？"

青耕主任回应："你的情况发现得早，及时治疗，没有生命危险，放心吧。"

听到疾控专家这么说，张老太似乎并没有完全放心，追问："既然我的病是老鼠传染的，那我养的那些猫是直接吃老鼠的，它们会不会有问题？"

李大白觉得眼前这位张老太有些善良得过头，都快自身难保了，还惦记着养的流浪猫。

李大白说："如果猫接触过携带汉坦病毒的老鼠，那么它们也有被感染的可能，所以我们需要您提供您最近接触过的人的名单，以及饲养过的流浪猫的信息，越详细越好。"

张老太说："我平时接触的人很少，常聊天的都是小区里的一些老姐妹，聊天的地方就在小区中央花园，那里也是我喂流浪猫的地方。花园里有很多流浪猫，十多只，里面有母猫刚下的几只小猫。对了，我住在七号楼二单元一楼，门前有院子，院子里还有几只长住的猫，是去年我喂养的流浪猫，有几只跟我回了家，常住在院子里就变成了家猫。这次送我老鼠的就是变成家猫里的小花，头上有黄色斑点的那只花猫。小花放到我枕头旁边的老鼠个头很大，毛是灰褐色，尾巴很长。"

青耕主任从张老太的描述中推断，那只猫带给她的老鼠应该是褐家鼠，是一种常见的家鼠。褐家鼠能够引起家鼠型肾综合征出血热，这种病全年均可发病，主要原因是患者接触了携带汗坦病毒的家鼠造成感染。

从张老太这里了解到基本信息后，青耕主任制定了病例定义，让各区疾控中心按照病例定义搜索辖区内各医院可疑肾综合征出血热的就诊情况，又抽调人员组成调查组去往病例张老太所住的小区。

岩海市，东平小区。

按照张老太提供的地址，调查组一行人找到七号楼二单元一楼。

正如张老太所说，她住的一楼门前有一个小院子。张老太被救护车接走得匆忙，临走时家里的院门只是虚掩着，如今轻轻一推便开了。

院子里面用花盆种着瓜果蔬菜，丝瓜的藤蔓已经爬出院墙。院子的一角用铁笼子搭起的窝棚里躺着很多只猫。

李大白轻轻推开院子里面的另一道小门，这是通往张老太家的第二道门。

这道门也是虚掩着的，推开之后，一只猫突然从院子里窜了进去，嘴里似乎还叼着什么东西。因为速度太快，周围的人都没看清。

谷小南被吓了一跳，捂着心口抱怨："这大白天的突然窜出只猫，吓死人了。"

调查组跟着闪过的影子一路过去，只见那只猫叼着一只死老鼠跳上张老太卧室的床，在床上盘桓了一阵，最后将嘴里的老鼠放在枕头旁。

张老太曾经说过，有一只流浪猫会给她带礼物，没想到这件事正在眼前发生，众人惊讶不已。

青耕主任观察张老太床上的猫，是一只白猫，头上有黄色的斑点，跟张老太描述的一样。"这就是张老太说的那只会送礼物的猫，大家小心，猫和老鼠都可能携带汉坦病毒。"

汉坦病毒不仅可以通过接触传播，还能通过呼吸道传播，因此来之前调查小组每个人都戴了口罩和手套。如今见到可疑传染源，每个人都加倍小心。

他们先把死老鼠收进采样袋，紧接着又对张老太的家进行全面检查采样，对卧室、厨房、客厅的每个角落都检查了一遍，看是否有其他老鼠存在。

检查了一遍之后，果然与张老太所说的一样，她的家打扫得很干净，除了流浪猫送来的老鼠，没有其他老鼠来过的痕迹。

检查完屋子，调查组准备将张老太院子里养的流浪猫都抓回疾控中心实验室。一方面是为了防止这些流浪猫继续捕捉老鼠传播疾病，另一方面也是要检测这些流浪猫体内是否携带汉坦病毒。

抓流浪猫可不是一件轻松的事，流浪猫的警惕性都极高。还好张老太院里的这些猫经过长期喂养，野性已经除了大部分，只要给它们食物加以引诱，捉起来还算方便。

李大白和区疾控中心的人留在张老太的院子里抓猫，并在小区周围布置捕鼠夹和捕鼠笼。青耕主任和谷小南去往小区的中心花园，准备找张老太经常接触的人进行调查。

东平小区，中心花园。

青耕主任远远地就望见在中心花园旁的长廊上，有几个老太太聚在一起，正在聊天。

"你们认识住在七号楼二单元一楼的张老太吗？"青耕主任亮出

工作证，跟老太太们搭话。

健谈的老太太们纷纷回应。

"认识，而且熟得很，张老太每天都过来喂这些流浪猫，我们跟她都算是老朋友了。"

"不过最近两天没见到她，好像是生病了。两天前她来喂流浪猫的时候就说浑身疼，而且有点发烧，估计是得了感冒。"

其中一个老太太一脸神秘，压低声音说："我看未必是感冒，张老太平时身体好得很，最近天也不冷，她怎么突然就感冒了？你看如今连疾控的人都来了，说不定是什么大病或者是怪病。"

聊天的老太太们都看向青耕主任，眼神疑惑，似在等疾控人的答复。

青耕主任说："张老太是感染了一种经鼠类传播的出血热，这种病初期有发热、浑身疼痛的症状，类似感冒，但病程进展非常快，会有出血倾向，治疗晚了有生命危险。"

聊天的老太太们个个面色紧张。"老鼠？我们小区里的老鼠倒是不多，你看花园里这么多流浪猫，它们没东西吃，当然是抓老鼠。但这种病会不会人传染人？张老太经常跟我们聊天，会不会传染给我们？"

"这种病能人传染人，而且被感染的猫也能传染人。"青耕主任解释。

其中一个老太太惊叫："天啊，我昨天还摸过那些流浪猫！"

"两天前，我还跟张老太握过手呢。"

"我还吃过张老太送给我的水饺。"

"我现在也觉得不舒服，疾控的同志，能不能给我也做个检查？"

青耕主任从采样箱中拿出采血管说："只要抽一管血，就能查出是否感染。"

老太太们盯着抽血管，问道："检查要花钱吗？"

"不用，免费的。"

在花园边聊天的老太太一共有6人，抽到倒数第二个的时候，那位老太太盯着青耕主任看了半天，说："同志，我们这群聊天的老太太中还有一个姐妹，就住在小区最后一排楼房的一层，她已经两天没来了，你能不能跟我去她家也给她抽血做个检查？"

"可以。"

东平小区，最西边的一排楼房，老太太口中说的那位两天没出来聊天的姐妹家。这里跟张老太家的布局一样，也是一楼，外面有一个自家的小花园。

敲门，没人回应。

老太太急了，嘴里嘀咕："刘小妹也是一个人住，她那些儿女们十天半个月都不来看一次，别真出了什么事。"

青耕主任观察小院的大门，发现院门是在里面反锁的，也就是说里面有人，但没有回应，情况不妙。

他爬过院墙，从里面将院门打开。围观的老太太们一起进入小院内。

那位与刘小妹熟悉的老太太推开小院里的第二道门，一股血腥味扑面而来。老太太们冲向刘小妹的卧室，紧接着几声惊叫声传来。

只见刘小妹躺在床旁的地上，手边是摔碎的玻璃杯，地上还有一滩血色的呕吐物。

青耕主任上前查看。刘小妹面色潮红，嘴角有血丝，呼吸微弱。

有几个老姐妹想上前扶起刘小妹，被青耕主任制止："小心！不要靠近，她可能感染了汉坦病毒。"

青耕主任拨打 120，说明情况。很快，救护车赶来，医护人员将刘小妹抬上救护车，送往市医院隔离治疗。

·实验室支持与病因推断·

岩海市疾病预防控制中心，实验室。

从医院和东平小区采集回来的标本，很快出了检测结果。住院患者张老太、刘小妹，聊天姐妹团中摸过流浪猫的李老太，张老太家的流浪猫和枕边的死老鼠，刘小妹家厨房的老鼠屎，在东平小区周围捕捉的褐家鼠，均检测出汉坦病毒核酸。病例搜索过程中发现 2 名新的病例，也是住在东平小区的居民，曾有家鼠接触史。

调查组对新发 2 名病例进行流调，在其居住环境中发现被老鼠屎污染的食品，经检测，结果显示汉坦病毒阳性。

东平小区的肾综合征出血热疫情传播途径被查明。小区周围的褐家鼠携带汉坦病毒，病毒通过鼠类污染居民生活环境及流浪猫捕捉野鼠等途径在东平小区人群中扩散。

·结案报告·

东平小区靠近郊区林地，小区内有褐家鼠出没，部分褐家鼠携带汉坦病毒，褐家鼠接触居民，将病毒传播给刘小妹等居民；小区流浪猫捕捉褐家鼠，将病毒传播给喂猫姐妹团中的张老太、李老太等人。经过及时治疗，无死亡病例。通过隔离治疗患者、环境消毒、小区内灭鼠、限制流浪猫、人群中科普宣传，疫情被控制住。

疾控提示

● 什么是肾综合征出血热

肾综合征出血热是由汉坦病毒引起的，以鼠类为主要传染源的自然疫源性疾病，以发热、出血、充血、低血压休克及肾脏损害为主要临床表现。疾病潜伏期一般为 2~3 周，临床上可分为发热期、低血压期、少尿期、多尿期、恢复期等 5 期，早期症状主要是发热、头痛、腰痛、咽痛、咳嗽、流涕等，极易与感冒混淆，造成误诊而延误病情。该病典型表现为：发热（38~40℃）、三痛（头痛、腰痛、眼眶痛）、恶心、呕吐、胸闷、腹痛腹泻、全身关节痛、皮肤黏膜三红（脸、颈、上胸部发红）、眼结膜充血，重者似酒醉貌。有段顺口溜可以概括：寒热脸红酒醉貌，头痛乏力像感冒；皮肤黏膜出血点，呕吐腹泻蛋白尿。

● 肾综合征出血热的传播途径

呼吸道传播：鼠排泄物若含汉坦病毒，可污染尘埃后形成气溶胶颗粒，经呼吸道引起感染。

消化道传播：鼠排泄物若含汉坦病毒，可污染食物、水，被人误食后可感染此病。

接触传播：被鼠咬伤或者鼠类排泄物、分泌物直接与破损的皮肤、黏膜接触，可感染此病。

虫媒传播：鼠体表寄生的螨类叮咬人亦可引起传播。

母婴传播：孕妇患病后可经胎盘感染胎儿。

● **肾综合征出血热的预防**

灭鼠防鼠：灭鼠是防止本病流行的关键。在流行地区要大力组织群众，在规定的时间内同时进行灭鼠，春季应着重灭家鼠，初冬应着重灭野鼠。

清洁环境：保持室内外环境卫生，保持居室干燥和通风，生活垃圾日产日清，及时清除积存垃圾，灭螨、防螨。

保证食品卫生：做好食品卫生、食具消毒和食物储藏等工作，杜绝病从口入；粮食、食品等应储存在严密无缝的容器内，并加盖以防鼠污染，切勿暴露堆放，剩饭菜必须加热或蒸煮后方可食用。

做好消毒工作：对出血热患者的血、尿和宿主动物尸体及其排泄物等，均应进行消毒处理，防止污染环境。

注意个人防护：不要直接用手接触老鼠及其排泄物；经常接触可能有老鼠活动的土壤和植被的园林工作人员、清洁人员应加强个人防护，穿工作服、戴手套；不坐卧草堆，劳动时防止皮肤损伤，损伤后要正规消毒包扎；在野外工作时，要穿袜子，扎紧裤腿、袖口，以防螨类叮咬。

接种疫苗：接种出血热疫苗是预防流行性出血热的有效手段。

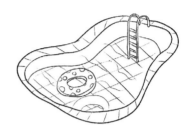

第十一案　湛蓝池水

在公共泳池游泳后，几十个小朋友集体发热

盛夏季节，天气炎热，市区各大游泳馆生意火爆。商家瞅准机会，开始大肆宣传。

岩海市东城区滨海小学，临近中午放学时间，校门口有大批家长等待放学的孩子。散发传单的工作人员开始散播自家的广告单。

"家长朋友们，我们是新开业的大游泳馆，开设有少儿游泳培训班，价格实惠，有周末班，也有晚间班，时间可以随意调换，还有国家级运动员当游泳教练。欢迎随时来游泳馆报名，就算不报名也可以来参观。"

年轻的传单员一边介绍自家游泳馆，一边将传单塞进各个家长手里。

有不少家长正想给自家孩子报一个兴趣班，正当夏季，天气炎热，小孩子喜欢玩水，趁机学个游泳，既能强身健体，说不定以后还能做个运动员，是个不错的选择。十几分钟的时间，校门口等待接孩子的家长手中都有了几份传单，而且大部分是游泳馆的。

小明妈妈反复看了两遍手里的传单，她正想给儿子找一家游泳馆学游泳，如今大量的宣传单在手上，让她一时难以决定。

一个善于察言观色的传单员看到小明妈妈的脸色，立刻凑上来询问："大姐，您是不是想给孩子报个游泳培训班？"

"是啊，想找一个好一点儿的游泳馆，离家又近的。"

传单员立刻热情地介绍："我们游泳馆离学校非常近，而且开设有晚间的少儿游泳培训班，孩子下午放学后可以去游泳馆学一个多小时，再回家吃饭写作业，一点儿都不耽误，还能锻炼身体，您可以考虑一下。您今天如果有时间可以去我们游泳馆现场考察一番，绝对让您满意，也可以带着孩子去，我们有免费体验课程。"

小明妈妈听得非常心动："好，等下午放学接了孩子之后，我带他过去看看。"

下午放学后，蓝天游泳馆。

游泳馆位于东城区滨海商业街东首 1 号楼健身中心的地下一层。这里曾经是儿童游乐场，因为收益不好，前不久刚改建成健身中心，一楼有瑜伽中心和私教区，地下一层开设了大型游泳馆。

因为刚开业，有优惠活动，前台的人特别多，都是家长带着小孩来报名参加游泳培训班的。

小明妈妈站在人群外围，心想，这家游泳馆生意真是好，这也从侧面说明这家条件应该还不错。

小明妈妈找到中午散发传单的工作人员留给她的名片，拨打名片上的号码。很快，一个小伙子跑了过来，正是名片的主人。

小伙子笑着跟小明妈妈打招呼："姐，带着儿子过来报名吗？"

"先来参加一堂体验课，看效果怎么样。"

"跟我来这边先登记一下个人信息，我带你们去游泳馆，那边正好有教练教小朋友们游泳。"

按照工作人员的提示，小明妈妈留了自己和儿子小明的个人信息，接着在工作人员的带领下进入了游泳馆。

地下一层的游泳馆规模很大，有两个大泳池，根据水池深度不同分为成人泳池和儿童泳池。

工作人员把小明妈妈和小明带到儿童泳池旁。小明妈妈眉头一皱，泳池内是戴着各色泳帽的脑袋，像下饺子一样。

小明妈妈对旁边的工作人员说："这人也太多了。"

工作人员舌灿莲花："今天因为刚开业，很多免费体验课程，所以人多，等过了这三天，免费体验课程结束正式开始上课的时候人会少很多，而且现在报名五折，这可是全市最低价。"

小明妈妈因为这个价格有些心动，但心里还有些疑虑："这个游泳馆位于地下一层，通风不太好吧。"

工作人员连忙指着天花板上的通气孔说："你看那里，我们是中央空调，有换气功能，而且我们虽然是在地下一层，但是跟地下二层的停车场的通风系统是完全隔离开的，不会受地下停车场的影响。还有，我们这个是恒温游泳馆，小孩子这在这里游泳不会感冒受凉。"

再三权衡下，小明妈妈给小明报了少儿游泳班，每周一、三、五晚上来练习一个小时。

开业三天后，果然如工作人员所说，游泳馆内的人数减少。小明晚上去上课的时候，上游泳培训课的 30 多个小朋友加上前来锻炼的成年人，泳池里总共有 100 多人。虽然比开业前三天的人数少，但相对于别家游泳馆来说，这家的生意还是相当火爆的。

一个星期后，小明突然开始不舒服，出现发烧、喉咙疼、咳嗽、流鼻涕等症状，眼睛也开始发红。

一开始，小明妈妈以为小明只是感冒，从楼下药店买了治疗感冒的药给小明吃。可是吃了两天之后，症状非但没有好转反而更加严重了。

小明妈妈急了，带着小明去了社区医院。社区医生诊断为肺炎，要挂水。交完钱办完手续，小明妈妈带着小明在社区医院的输液大厅挂水。

输液大厅里人很多，正在挂水的小明注意到，坐在他旁边的小男孩正是跟他上一个游泳培训班的同学。

小明惊问："李子轩，你也病了？"

李子轩瘦瘦的，个子跟小明差不多，戴着一副黑框眼镜，手背上挂着吊针，此时的他有气无力："我得了肺炎。"

"医生说我也是肺炎，之前我就发烧，吃了感冒药没见好。"

李子轩说："我另一个朋友也感冒了，今天听他说，我们游泳培训班的大部分人都感冒了，估计是被传染的。"

小明说："咋这么多人同时感冒呢？以前都是冬天的时候班里会有很多人感冒，现在可是大夏天啊，真是奇了怪了。"

挂完水，小明和李子轩各自回家。

当天晚上，小明躺在床上，情况越来越糟，体温由 38.3℃ 上升到 39.8℃。一开始，小明还在床上辗转反侧，到后半夜竟然烧得迷迷糊糊开始说胡话了。小明爸妈着急了，叫了救护车连夜把小明送去市医院。

·病例发现与报告·

岩海市疾病预防控制中心，应急办公室。

青耕主任收到区疾控中心的报告：东城区辖区内的滨海小学和大庆路小学发现聚集性流感样病例，有 2 例出现严重肺炎，在市医院接受治疗。区疾控中心已经从小学采了发病学生的鼻咽拭子标本，经区疾控中心实验室检测排除流感，其他病因未查。相关标本正送往市疾控中心，请市疾控中心协助调查。

流感是我国的法定监测传染病。流感样病例是指发热（体温大于等于38℃），伴咳嗽或咽痛之一者，同时缺乏其他实验室症状。病原学研究表明，流感样病例以感染流感病毒为主，特别是在流感流行季节。一些呼吸道病毒感染也可以表现为流感样症状，但病原学上的确诊有赖于病毒核酸检测。

现在是夏季，岩海市的夏季不是流感流行季。青耕主任建议实验室进行呼吸道多病原检测。与此同时，青耕主任抽调相关人员组成调查组，分别前往市医院和滨海小学进行现场调查。

·现场流行病学调查·

市医院，调查组向接诊医生了解情况。

医生说："两名患者在转院过来之前已经接受过两天的抗生素治疗，所以正让医院检验科做病毒、真菌和寄生虫方面的检查，但患者一旦用了抗生素，很多细菌性的病原体就很难检测出来。我们医院在这些特殊病原体的检测上还是没有你们疾控做得全，所以让疾控帮忙检测，希望尽快确定病原体，也方便对因治疗。"

调查组查看病历，发现两名重症肺炎患者都是小学生，其中叫李明的就读于滨海小学三年级，叫李子轩的就读于大庆路小学四年级。

感染科住院区，李明和李子轩住在同一个病房，身旁都有一个家属陪同，陪同李明的是他的妈妈，陪同李子轩的是他的奶奶。

李大白在医生的引领下进入病房，开始询问李明。

"在你生病之前，你们班上有没有跟你相同症状的同学？"

"好像没有，我没太注意。"李明嗓音沙哑。

"家人有没有出现类似发烧的症状？"

小明妈妈回答："我们一家三口住在一起，我和小明他爸身体都很好，只是小明最近突然感冒，开始吃了两天感冒药，没见好，没想到突然发展成肺炎。本来我们在社区医院打吊针的，结果挂了水不但没好，当天晚上孩子都烧得迷糊了，我们没办法才叫了救护车，转来市医院。来了这里之后，孩子才刚转醒没多久，您就进来了。"

"生病前几天，除了每天上学，有没有去过什么特殊的地方？"李大白问。

"没有。"李明摇头。

小明妈妈像是突然想起什么，对李大白说："我家小明一个星期前刚报了一个游泳培训班。在蓝天游泳馆上了几天课之后他就开始感冒发烧，我当时就觉得可能是在游泳课上给冻着了。"

游泳课？感冒发烧？莫非李明的发烧肺炎跟游泳有关？

这让李大白立刻想到一种疾病——游泳池热。

李大白将小明妈妈所说的一一记录在流调个案调查表上。之后询问了李子轩及家属，得到类似的回答，李子轩在生病前也去过蓝天游泳馆。

李大白将市医院的流调信息及时报告给青耕主任。青耕主任的判断跟李大白的一样，怀疑是游泳池热。疾控中心实验室的结果也出来了，两个学校的流感样病例标本中腺病毒核酸阳性，确认此次疫情是腺病毒引起的游泳池热。

青耕主任制定了病例定义，在滨海小学、大庆路小学、蓝天游泳馆全面搜索相关病例。同时派调查组去蓝天游泳馆现场调查。

蓝天游泳馆。调查组亮出疾控工作证，进入游泳馆内进行检查。

谷小南说："我们怀疑你们游泳馆跟一次腺病毒暴发疫情有关，现根据相关规定要对游泳馆进行检查采样，请予以配合。"

经理面色为难，拦在调查组一行人面前没有要让路的意思："我们的游泳馆没有问题，我们刚开业不久，各项设备都是新的，而且这个时间点游泳池内有很多人在游泳呢，现在检查不太方便，能不能等晚上下班了之后再来检查？"

李大白一听，心中来气，质问经理："你们游泳馆晚上下班时间是9点半吧，那个时间再过来检查你觉得合适吗？拖一分钟，疫情就多一分扩散的风险。总之，今天我们是必须进去检查采样的。你如果想一直把我们拦在门口，那也行，我们疾控人的穿着打扮向来很招人注目，站在这里就相当于贴了一张疫情通告，来来往往的客人知道了情况，对你们的影响更大。"

经理一寻思，觉得李大白说的也对，立刻转变态度说："好，我现在就带你们进游泳馆检查。我刚才真不是想拦着你们，我是担心这样突然闯进去会影响客人，毕竟客户就是我们的上帝嘛。当然，为了支持政府工作，上帝也不算什么，来来来，我在前面带路。你们想查什么？"

经理一边笑着解释一边将调查组一行人带进地下一层的游泳馆。游泳馆内灯光很亮，耀眼的灯光下，游泳池水泛着湛蓝的光。

现在是下午2点多，不是人最多的时候，但此时的游泳池里也挤满了人，其中大部分是少儿游泳培训班的小朋友们。

谷小南问："你这个泳池面积有多大？"

"游泳池面积是300平方米，水深在1.0~1.6米，我们这个泳池设有循环换水系统，有两个过滤砂缸，平时消毒用的是三氯异氰尿酸消毒片，游泳馆内配有更衣、冲淋、强制浸脚等设施。"经理炫耀着自家游泳池的优点。

谷小南开始查看泳池的消毒、余氯监测、换水记录，并采集水样。李大白根据游泳馆顾客的记录，电话搜索相关病例。

经理见要检查消毒记录，面色尴尬，但还是硬着头皮找来负责消毒的工作人员。结果那个工作人员却拿来一大包消毒片，振振有词地解释："这就是我们游泳池用的消毒片，正规厂家生产的，这里还有批号呢，在有效期范围内。我每天都用，但是没有登记，也没有你说的什么余氯监测记录。"

游泳馆突然暴发游泳池热，谷小南怀疑这家游泳馆消毒不彻底，没有消毒记录和余氯监测记录也在预料之中，所以听工作人员这样讲，谷小南并没有很大的反应，而是继续追问："有没有对游泳培训班的学员和教练员开展健康状况监测？"

负责清扫和消毒的工作人员摇头说："平时我只管消毒池水和打扫卫生，哪里管得着教练员和学员们？"

同样的问题，谷小南又问了经理一遍。

经理面色更加尴尬："这个嘛，我们游泳馆是有规定的，生病的人是不能下泳池的。但这也只是靠顾客们自觉，我们哪能天天给顾客检查身体啊。"

谷小南采了水样，同时对游泳池的水质进行现场余氯检测。检测结果显示，游泳池水余氯浓度仅为 0.01~0.02 毫克/升，明显低于游泳池水余氯浓度 0.30~0.50 毫克/升的国家标准。

这里的游泳池水消毒不彻底！

·实验室支持与病因推断·

相关样品送到疾控中心实验室，检测结果很快出来了。在蓝天游泳馆的游泳池水样品中检测到腺病毒。这是这次腺病毒疫情通过游泳池水传播的直接证据。

调查组联合其他部门对蓝天游泳馆展开整顿。同时，在滨海小学和大庆路小学的流调也有了结果，有发热症状的学生中大部分参加过蓝天游泳馆的培训班。

搜索病例也有了结果，在对 350 多名游泳培训班学员和游泳教练的电话或面谈追访中，一共发现了 226 例病例，其中男性 121 例、女性 105 例，临床症状表现为高热、咽痛、流鼻涕、咳嗽和眼结膜充血，少数病例出现腹泻。这次搜索病例最重要的发现是找到了首发病例，即 12 岁男孩游历山，他在蓝天游泳馆开业的第一天就参加了游泳培训班，在第二天出现高热症状，体温为 41℃并伴有咽痛、流鼻涕症状，在当地个体诊所进行抗病毒治疗，目前情况好转。所有病例都被通知接受相应的隔离治疗。

·结案报告·

蓝天游泳馆开馆试营业，但游泳馆内消毒不规范，在接待了首发病例游历山后，他携带的腺病毒污染了游泳馆池水，导致在馆内参加游泳培训的学员和游泳教练相继被感染，出现症状。

滨海小学的学生李明等人在蓝天游泳馆内感染了腺病毒之后，又将腺病毒传染给同班同学，造成滨海小学内腺病毒感染暴发。大庆路小学的学生李子轩等人也在蓝天游泳馆内感染了腺病毒，之后又将腺病毒传染给同学，造成大庆路小学内腺病毒感染暴发。

通过对事发游泳馆进行临时闭馆彻底消毒，隔离治疗患者，消除传染源、切断传播途径等一系列措施，疫情被控制住。

✏️ 疾控提示

● 什么是游泳池热

游泳池热，也称泳池热，医学上称为咽结膜炎，是一种由腺病毒引起的上呼吸道疾病，潜伏期平均在 3~8 天。腺病毒除了会导致人体出现发烧、咳嗽、流鼻涕等呼吸道感染症状，还可以造成胃肠炎、泌尿系统感染，以及结膜炎等多种疾病。腺病毒可以通过飞沫、直接接触、粪口途径，以及接触被感染的组织或血液等方式传播。腺病毒感染最典型的重症表现之一是腺病毒肺炎，严重时可危及生命。

● **腺病毒如何通过泳池造成感染**

泳池的温度、湿度条件很适合细菌和病毒的繁殖，如果泳池没有经过严格的消毒，当腺病毒携带者进入泳池后，就有可能造成腺病毒传播，引起结膜炎甚至发烧、腹泻等症状。

● **腺病毒的易感人群**

各年龄段人群普遍易感。腺病毒感染疾病具有自限性，对于免疫功能正常的大人、孩子来说，不需要特殊治疗。5 岁以内的儿童，尤其是 2 岁以内的婴幼儿是高发人群，父母需要提高警惕。由于婴幼儿及学龄期儿童的免疫系统发育尚不成熟，缺乏相应的腺病毒保护性抗体，因此一旦感染，比成人更容易出现危重症，甚至死亡。

● **腺病毒感染的预防**

目前没有针对腺病毒的特效药，预防是关键。

注意个人卫生：外出回家、饭前便后，要正确洗手消毒；咳嗽或打喷嚏时需要遮住口鼻；避免和他人共用杯子、餐具等。

不要带 2 岁以下的小朋友去人多的公共泳池游泳；如果家里有大孩子要到公共泳池游泳，尽量避免去卫生状况不好的泳池；游泳前检查身体是否有伤口，避免在有伤口的情况下游泳；游泳后使用流动水和肥皂清洗身体，并且认真清洗会阴部；游泳时穿戴泳镜、泳帽，避免眼部接触池水，尽量不要吞咽池水；如出现发热、咽痛、咳嗽、腹泻等症状，应避免去公共泳池游泳；如果身边有人确诊感染腺病毒，要做好隔离工作。

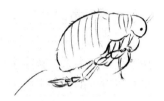

第十二案 古墓黑影

大雨冲出古墓入口，探墓村民半夜死去

岩海市进入初冬季节，相比往年，这个冬天有点儿冷。

一连下了半个月的雨，北郊青城山上有一处塌方，露出一个古墓入口。

住在王家村东头的王德全喜欢进山打猎，偶然间发现了这处新出现的古墓入口。

11月8日，这一天正是农历节气立冬。

王德全背着盗墓工具，依着之前上山留下的印象，终于在青城山半山腰找到了古墓入口。王德全大着胆子进入古墓。古墓内闷热潮湿，外面的山林里是寒冷的冬天，这里却像是温暖的春天。

在手电筒的光线下，古墓内显得阴森恐怖。

走过十几米长的水平甬道，王德全发现了一条垂直墓道，便用绳子拴着点着蜡烛的烛台往下放，试探墓道下的情况。墓道很深，大约有四层楼的高度。绳子放到底，烛火还未熄灭，还朝一个方向晃动，说明墓道下有空气流通，能进人。

王德全用随身带的绳索悬梯下到垂直墓道的底部，用手电筒照亮周围，不禁倒吸一口凉气。

这是一个非常庞大的墓室，墓室内有一排排真人大小的兵马俑。能用兵马俑陪葬，墓主人的身份一定不简单。

王德全心中兴奋，脑海中盘算着，墓里一定有宝贝，趁现在赶快拿几样值钱的走。

王德全在墓室内寻找，终于找到棺室。但墓主人的棺椁已被打开，上面有厚厚的灰尘。这墓竟早已被盗过，棺椁内什么值钱的也没留下。

气馁不过两秒，王德全又来了精神，墓里所有的东西都是古董，拿几个陶罐应该也值不少钱！打定主意，王德全从墓里挑了几件看起来形状奇特、应该值钱的陶器，一起装进背包里。

突然，身后墓室传来窸窸窣窣的声音。

王德全猛地回头，发现墓室一角有黑影闪过。黑影中似乎还有两个血红的小点，莫非是鬼的眼睛？王德全的心提到嗓子眼儿。窸窸窣窣的声音越来越大，黑影也在增多，王德全吓得后退一步，碰倒了靠近棺椁的一个大陶罐。

"哐当！"陶罐碎裂。

"吱吱——"从碎裂的陶罐中又蹿出一道黑影。

这次黑影和声音离得近，王德全看得清楚。竟是一只大老鼠！

王德全摸着扑通乱跳的心，发觉自己已经浑身冷汗，不禁自嘲："竟差点儿被一只耗子吓死，果然人做不得亏心事。"

但一想到这些陶罐能换来一堆堆钞票，王德全又大着胆子将剩下几个完整的陶罐装进背包。装满陶罐的背包鼓鼓囊囊，王德全背着背包，觉得浑身发痒。

挠了几下发痒的胳膊和后背，王德全对着墓主人的棺椁拜了三拜，嘴里念叨："我回去一定给你多烧纸钱，就当我用纸钱换你的这些东西。"

从古墓回来的路上，王德全怕被人撞见，特别挑了人迹罕至的小路走。这一绕路，时间用得更长。

回来的路上，王德全身上越来越痒。他撩开袖子，发现胳膊上有几个红点，红点处奇痒难忍，这种痒比被臭虫咬过还难忍受。

王德全心想，林子里、古墓里都不干净，什么虫子都有，可能是被虫子咬了，回去擦点风油精应该就能好。

身上的痒让王德全心烦意乱，更糟糕的是，他开始头疼。忍着痒和疼，拖着疲惫的腿，背着一大包从古墓拿出来的陶罐，他终于回到了家。

从古墓回来，已经是立冬第二天夜里。王德全太累了，浑身难受得厉害。他回到屋里，关上大门，把背包放在床头，来不及检查一遍从古墓拿回来的宝贝，便倒头睡到床上。

迷迷糊糊睡到半夜，王德全难受地醒来，他觉得脑袋仿佛要从里面裂开，胸口也憋闷得难受。他想下床喝点水，却完全站不住，"咕咚"一声，倒在床旁的地上。他想吸口气缓和一下，没想到一口气吸进去，喉咙里却一阵腥臭。

血！他倒吸了一口黏稠的血痰，顾不上咳出血痰，胃里一阵翻腾，一口污血喷了出来。

王德全心慌，想要求救，努力朝门口爬去。但他浑身无力，咳嗽让胸腔像撕裂一样难受，身上的每一块肉和骨头都在疼。他想喊"救命"，使尽全力，声音到了喉咙却只发出一声低沉的"咕噜"。

黏稠的血痰堵住了他的喉咙。王德全喘不上气，整个人像被浸在水里。他想呼吸，可是没用，空气从他的嘴和鼻子进去，可肺里堵满了黏稠的浓痰，空气进不到肺泡。

他脖子上的血管已经发青怒张着，嘴唇开始变紫，嘴角有血汩汩流出，脸色变黑，眼球充满血丝。

王德全只有进气，没有出气。古墓归来，他半夜死去。

王德全的葬礼按照风俗照常进行。亲朋好友、街坊邻居来了不少人，嫁到邻村的妹妹也回来参加葬礼。

葬礼"流水席"当天，王德全的弟弟、弟媳、妹妹、妹夫，给他穿寿衣、抬棺的亲朋好友等人相继出现与王德全死前相同的症状，头疼、呼吸困难、嘴唇发紫、面色发黑、眼球充血、咯血不止。

弟弟王德华50岁，11月11日发病，11月12日死亡。

弟媳赵翠花49岁，11月11日发病，11月13日死亡。

妹妹王小花48岁，11月11日发病，11月13日死亡。

妹夫李大宝50岁，11月11日发病，11月13日死亡。

邻居王立才38岁，11月11日发病，11月13日死亡。

照顾过死者的亲属、抬棺的亲朋好友、到病人家中探望过的邻居先后病死，一时间，整个王家村，甚至是听到消息的附近几个村的村民都闭门不出。

本已萧瑟的青城山，此时更蒙上一层恐怖的阴影。

·病例发现与报告·

岩海市疾病预防控制中心，应急办公室。

青耕主任收到来自青城县疾控中心的报告：青城县青城山区王家村、李家村发现不明原因聚集性死亡病例，县疾控中心已派人去现场查看过，做出的判断为疑似鼠疫，相关标本正送往市疾控中心。

青耕主任立刻将情况报告给中心领导，同时抽调相关人员组成调查组去往青城县王家村。

·现场流行病学调查·

青城山下王家村，村口已经拉起醒目的隔离警戒线。

青耕主任带着第一调查组来到王家村村口。队员们穿着生物安全防护服，拎着采样箱，步行通过村中小路。

首发病例王德全的家，周围已被县疾控中心拉起隔离警戒线。一组队员们跨过警戒线，走进王德全家的小院。

县疾控中心的几个工作人员和李科长正在王德全家里做消毒。大量的消毒水和消毒粉洒在院子里，空气中弥漫着呛鼻的气味儿。

看到青耕主任，李科长上前介绍目前的工作进度："尸检标本和密切接触人群标本已经送往市疾控中心，现在应该已经送到实验室了。我们已经对各死者家周围进行消毒，也对村民进行了宣传。村子目前被隔离，不让村民们随意走动，避免更多人感染。隔壁李家村也

107

是这种情况。"

"很好，越早隔离越容易控制疫情。"

"经过我们的调查，王德全是这次疫情的首发病例，11 月 10 日早晨被发现死在家里，第二天，也就是 11 日，亲戚朋友给王德全举行葬礼。参加葬礼的人不少，葬礼当天晚上，几个参加葬礼的人先后发病，而且两天之内死亡。目前，死者有王德全的弟弟、弟媳、妹妹和妹夫，还有几个参加过葬礼的街坊邻居。"

"隔壁李家村的情况呢？"

"王德全的妹夫李大宝是隔壁李家村的，目前李家村有 3 名死者，其中有参加过王德全葬礼的李大宝和他媳妇王小花。他们的儿子在外省上大学，还不知道这件事，也算是躲过一劫。但李大宝的邻居昨天出现症状，去镇卫生所后死在那里。"

"镇卫生所那边呢？"

"放心，我已经让卫生所的医生护士都进行了鼠疫的预防性用药，密切接触者也进行自我隔离观察。"

疫情应急处置的各个步骤都进行得有条不紊，但李科长脸上愁云惨淡："青耕主任，这次就是葬礼引起的聚集性疫情，我是凭着经验怀疑这次是肺鼠疫。有鼠疫病例就要有传播鼠疫的啮齿类动物，可是我在首发病例王德全家里没发现任何跟老鼠有关的东西，半颗老鼠屎都没有。这传染源找不到，不好控制疫情啊。"

"王德全死前去过哪里，查清了吗？"

"接触过王德全的人都死了，问不出什么线索。"

这的确是个问题。既然目前问不出线索，就只能从王德全平时生活的环境找线索。

调查组开始检查王德全的家。4 间石头瓦房，年久失修，屋顶有些瓦片已经脱落，院子里杂乱地堆放着打猎用的工具，屋里家具老旧简单。

李大白检查到这里，自言自语道："王德全家里也太简陋了，他平时怎么生活？"

李科长解释说："我跟村里人了解过，王德全是个光棍汉，平时一个人住，每天吃饭都是弟弟和弟媳送。他把自己的地租给了村里人，他本人不干农活，经常到青城山上打猎，打来的猎物会拿到集市上卖。"

"会不会是在山里打猎时遇到了野鼠之类的，被传染上鼠疫。"

"也有这种可能，可是我们这几年在青城山附近做鼠密度监测，没发现野鼠携带鼠疫杆菌。"

青耕主任发现床头有一堆衣服，衣服上还带着血迹。

"这应该是王德全死后换下来的衣服。我们走访了周围的邻居，有邻居反映，11月10日早晨发现王德全的时候，他穿着一身黄绿色军大衣，衣服上都是血，举行葬礼之前被换上临时做的寿衣，换下来的衣服就扔在床头。"李科长解释。

青耕主任翻看血衣，在衣袖的位置发现一个黄褐色小点，低头凑近，用镊子将小黄点夹起，竟是一只比镊子头还小的虫子。

"跳蚤！"青耕主任和李科长同时惊声叫道。

青耕主任打开一个小的干净采样袋，接住镊子下的小跳蚤说："这跳蚤是鼠疫传播链中的重要一环。再找找老鼠，如果是寄生在老鼠身上的，传播鼠疫的可能性更大。"

李科长纳闷："我们县疾控在王德全家和附近都找过，没有老鼠，这跳蚤又是哪来的呢？"

青耕主任又在血衣里找到4只跳蚤，全部装进采样袋。检查完血衣，青耕主任发现床头还有一个大包裹，打开一看，里面都是老旧的瓶瓶罐罐。

李科长不以为意："这些不知是王德全从哪里搜集来的破烂。"

"破烂？"青耕主任眼尖，盯着其中一个青色瓷瓶，"这个好像是汉代古董，我在网上见过，拍卖成交价是1200万人民币。"

李科长被青耕主任的话惊呆了。价值1200万元的古董，怎么会出现在一个普通村民家里？

青耕主任和李科长对古董的来源很怀疑。

接下来走访的时候，有村民反映，王德全立冬夜里曾去过山上的古墓，还从古墓带回来一堆文物。

从古墓回来之后就发病，王德全的死很可能跟古墓内的经历有关。

青耕主任立即带着调查组进入古墓查看采样。

古墓内空气温暖潮湿，有许多鼠洞，野鼠横行。调查组布置好鼠夹和捕鼠笼，很快捕捉到 10 多只野鼠。调查组又采集了土壤、灰尘等其他环境标本。

·实验室支持与病因推断·

标本送到疾控中心实验室，相关检测结果很快出来。从古墓野鼠身上分离出鼠蚤 22 只，在其中 3 只野鼠、4 只鼠蚤中检测出鼠疫杆菌核酸阳性；来自王家村死者尸体的肝、脾、肺、心、血的样本，患者的呕吐物，还有几个生病村民的血和咳痰样本，均呈鼠疫杆菌核酸阳性。

结合临床症状和实验室结果，确定此次疫情是肺鼠疫！

确定了疫情种类，青耕主任在临时应急指挥部内重新给疫情控制小组布置控制措施。

第一步，判定警戒区和大小隔离圈，控制疫情扩散。将王家村、李家村与周围 4 个发病村的邻近村划为警戒区，2 个发病村划为大隔离圈，发病户划为小隔离圈。在警戒区内，限制物资外运和人员出入；在交通要道设立消毒站，对必须出入疫区的人员或交通工具进行消毒处理。在大隔离圈内，村口设置岗哨，禁止人员出入，禁止村民互相串门，进行毒饵灭鼠、灭蚤，对尸体和坟场进行消毒。在小隔离圈内，对房屋、牲畜圈、厕所进行反复消毒，及时灭鼠、灭蚤。

第二步，隔离治疗现有患者，管制传染源。对患者进行就地隔离治疗。除疾控人员能在严格防护条件下出入外，其他人员严禁出入。患者和密切接触者的隔离，要在一切症状和体征消失两个星期后，才能解除。紧急从市里调拨治疗药物，以链霉素和磺胺为主。

第三步，紧急普遍接种鼠疫疫苗，增强村民的免疫力。疫苗预防接种的范围为王家村和李家村公路沿线 5 公里内的村庄居民。市里鼠疫疫苗紧张，紧急联系疫苗生产厂商供货。

第四步，对健康接触者进行追踪观察。对两个村所有曾与患者有过密切接触的几十人、间接接触的上百人，进行追踪检查，发现疑似症状及时给予药物治疗，解除隔离时间同样为两个星期。

第五步，宣传教育，安排疫区村民的生产和生活。挨家挨户宣传鼠疫的症状和防治知识。除了接受隔离的人员，其他村民可正常从事生产活动。

·结案报告·

入冬前的一场大雨，青城山半山腰发生山石坍塌，露出千年古墓入口。村民王德全发现古墓入口。王德全在立冬晚上进山找到古墓，被古墓内的鼠蚤叮咬，感染鼠疫。参加过葬礼的亲戚朋友感染了鼠疫，造成青城山下王家村和附近村庄肺鼠疫暴发。最后，古墓内的鼠疫传染源被查清，灭鼠灭蚤后，疫情被控制，警戒区的隔离解除。

疾控提示

● 什么是鼠疫

鼠疫是由鼠疫耶尔森菌引起的一种自然疫源性烈性传染病，是《中华人民共和国传染病防治法》规定的甲类传染病，具有发病急、病情重、传染性强、病死率高的特点。根据感染部位和临床表现，分为腺鼠疫、肺鼠疫、败血症型鼠疫和其他少见型鼠疫（皮肤鼠疫、眼鼠疫、胃肠道鼠疫等）。感染后可出现败血症的表现，如皮肤广泛出血、瘀斑、紫绀、坏死，死后尸体呈紫黑色，因此也曾被称为"黑死病"。

● 鼠疫的传播途径

经鼠蚤叮咬传播：蚤叮咬的传播方式为"鼠—蚤—人"，即跳蚤叮咬病鼠后再叮咬人。

经呼吸道飞沫传播：肺鼠疫患者的呼吸道分泌物中含有大量鼠疫杆菌，患者呼吸、咳嗽时将鼠疫杆菌排入周围空气中，形成包含细菌颗粒的气溶胶，这种细菌悬浮物极易感染他人，造成人间肺鼠疫流行。

直接接触传播：人类通过捕猎、宰杀、剥皮及食肉等方式直接接触染疫动物（如旱獭、兔、狐、绵羊等）时，细菌可以通过手、口、消化道等处的伤口进入人体，经淋巴管或血液引起腺鼠疫或败血型鼠疫。这种直接接触可以通过非常细小的伤口形成感染，如手指的倒刺、口中的溃疡等。

● 鼠疫的预防

在鼠疫流行区不要接触和剥食野生动物，如鼠类、旱獭、狐狸等。

进入鼠疫疫源地后要防虫防蚤，防止节肢动物叮咬，可以在居住地周围或衣物上喷洒蚊虫趋避剂，外出时穿长袖衣裤，束紧袖口裤管。

进入草原型鼠疫自然疫源地时，远离旱獭洞穴，不要在鼠或旱獭的洞口周围坐卧停留。

一旦遇到病死啮齿类（鼠、旱獭等）动物、疑似鼠疫患者（发热及淋巴结肿大，发热及胸痛、咳嗽）、不明原因高热和急死患者要尽快报告。一旦怀疑自己得了鼠疫，立即远离人群，最好在单独房间内隔离，立刻拨打120急救电话，并告知自己可能是鼠疫，描述病情，等待救援。若自身处在野外环境无法电话求救，要到最近的医院（村卫生室、乡镇卫生院都可以）求救，所有医生见到鼠疫都会报告，你会很快得到治疗；不要自己去大医院，这样不但会沿途传染其他人，也会耽搁救治的时间。

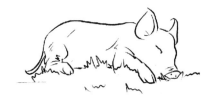

第十三案　杀猪割肉

年关临近割年肉，两头病猪放倒一群人

"腊月二十六，杀猪割肉"，这是岩海市民间的一句俗语，也叫"割年肉"。

在很早的时候，部分地方经济不发达，人们往往在过年时才能吃到肉，故此称为"年肉"。

时至今日，岩海市郊区的一些农村地区还保留着"割年肉"的风俗。而且，割年肉的风俗不限于腊月二十六，经常是一进腊月就开始准备杀猪，将肉割下来制成各种肉类年货，比如晒腊肉、灌香肠。

云台山下赵家村，村里有100多户人家，村民们以种植水稻和其他农作物为生，除了种地，还养着各种家畜家禽。家猪最受村民们喜爱，喂养一年，进腊月的时候，已被养得膘肥体壮，这时村民们便开始杀猪割年肉，准备过年。

住在村西头的赵永发一家养了两头大白公猪。这两头猪是今年春天从镇上农贸市场买回来的，养了一年，现在每头都长到300多斤。

一进腊月，赵永发就盘算着将两头大白猪宰了，一头留下来做成各种年货自己吃，再分一些给亲戚邻居，另一头卖给猪肉贩子，也能卖个几千块钱。

腊月初二，天刚蒙蒙亮，冬天的寒气给云台山及山脚下的赵家村铺上薄薄的一层霜。

赵永发起了个大早，披着棉外套，喜滋滋地准备给猪喂食。

他拎着猪食桶走到院子西南角的猪圈，突然心中一颤，手中的猪食桶差一点儿掉在地上，只见平时活蹦乱跳的两头大白猪现在精神萎靡地蜷在猪圈一角，其中一只嘴角还流着血红色的泡沫。

他急忙放下猪食桶，小跑进猪圈，仔细检查，发现两头猪都只有出气儿没有进气儿，快要死了。

赵永发觉得心疼，这可是他养了一年的猪啊，还指着它们赚几千块钱呢。尤其是过年的年货，之前都跟亲戚邻居说好了，等杀了猪要送他们年肉来着。

他盯着奄奄一息的大白猪，心里转了个弯，猪还没死，现在杀了，肉应该还能吃。说做就做，赵永发立刻把自己的想法告诉了妻子李小菊，妻子也觉得可行。

赵永发找来住在隔壁的堂弟赵永才一家，帮忙一起杀猪割肉，又联系了镇上的肉贩子，准备以低于市场价售出。肉贩子也高兴，在电话里商量好价钱之后就动身去赵永发家，尽快把猪肉拉到市场上去卖。

赵永发和赵永才忙着将猪抬出猪圈，放到院子里提前准备好的木板上固定住。妻子李小菊和弟媳妇李小花忙着烧水，准备处理猪下水。

奄奄一息的大白猪杀起来毫不费劲，白刀子进红刀子出，刀扎在心脏位置，流出黑红色黏稠的血液。

堂弟赵永才手握着刀子，看着伤口流出的黑红色血液慢慢滴进地上的盆里，只滴了几滴，血液就完全凝固，伤口不再有血流出。

"平时杀个猪都能接大半盆血，这次几乎没有血出来。"赵永才满心疑惑，"这是不是跟猪病了有关？"

赵永发说："是病了，但又没死，不耽误事，就是血少点。"

两人将猪开膛破肚，剥了皮，去了内脏，将肉和骨头分离开，前腿肉、后腿肉、里脊肉、猪头、猪肝、猪肾、猪心、猪大肠……其中一头猪的猪肉现场卖给了肉贩子，另一头猪的部分肉分成两三斤左右的块状，送给几个关系要好的街坊邻居。

李小菊和李小花开始处理猪皮，开水烫过之后去了毛，又开始清理猪大肠。柴火烧得旺，沸水一锅接一锅，沸水倒进桶里，热气升腾，整个赵家小院白色雾气弥漫。去了毛的猪皮闪着肉白色的光，处理过的猪大肠被切成了段，开水烫过的猪肝由黑红色变成棕黑色。

杀完两头猪，处理完猪下水，用了整整一上午时间。快到中午的时候，赵永发让堂弟和弟媳妇一起在家里吃饭，而且挑了十几斤好肉让堂弟吃完饭带回去。

刚杀完猪，中午就吃猪肉猪杂做成的菜，猪肝拌黄瓜、熘肥肠、红烧排骨，还有一大盆猪肉炖粉条，又焖了一大锅米饭。割年肉后的第一顿饭，几个人吃得津津有味。饭桌上，大家说着家长里短。

饭还没吃完，弟媳妇李小花就有些不舒服，头晕脑涨的。早晨来的时候感觉很精神，上午烧水弄猪皮，刚弄完的时候就感觉有些头晕，现在吃了两口饭，头晕得似乎更厉害了。

李小菊也开始不舒服了，她面色发青、额头冒汗，拿筷子的手微微颤抖着。

"老婆，你咋啦？"赵永发就坐在李小菊旁边，见自家老婆突然不舒服，心里开始发慌。

"头疼！"李小菊艰难地说着话，手哆嗦得厉害，手中的筷子滑落，紧接着开始全身发抖，已经坐不住椅子，滑倒至餐桌下，然后整个人开始抽搐、口吐白沫。

其他三人忙蹲下，试图将倒在地上抽搐的李小菊扶起来。弟媳妇李小花想上前帮忙，可是她头晕得很，蹲下去却起不了身。

"媳妇，你又咋了？"赵永才发现自家老婆也面色发青，蹲在地上有气无力，要晕倒的样子。

"我感觉也不舒服，头疼！"李小花捂着脑袋说。

赵永发和赵永才也开始头疼恶心，4个人几乎同时发病。村民拨打了 120，很快救护车赶来。

县医院急救室内，从赵家村送来的 4 个患者正在接受急诊治疗。

李小菊的症状最为严重，除高热之外，血压严重降低，出现严重的中毒性休克，抢救了半个小时，症状也不见好转，出现多器官衰竭，最后因循环系统衰竭死亡。剩下的 3 个人都在紧急抢救中，医生按照中毒性休克的一般处置程序，留了标本之后给予抗生素治疗。

急诊室的小护士刚来医院工作不久，第一次见到这种情况，4 个患者中已经有一个在紧急抢救中死亡，剩下 3 个人的症状也都非常严重。死者浑身皮肤青紫发黑，从抢救患者身上抽出的脑脊液浑浊。

小护士颤抖着声音说："青紫发黑？不会是黑死病——鼠疫吧？"

护士声音虽小，可旁边参与抢救的医生听得清楚。医生说："拿 N95 医用防护口罩来，先按照肺鼠疫的标准防护，等检验科的结果，报疾控中心。"

·病例发现与报告·

岩海市疾病预防控制中心，应急办公室。

青耕主任收到县疾控中心的报告：县医院收治来自赵家村的 4 名疑似鼠疫患者，其中一名已经死亡，相关病例标本已送往市疾控中心，请市疾控中心协助调查。

青耕主任立刻抽调相关人员组成调查组，一组去往县医院，二组去往赵家村。

·现场流行病学调查·

县医院，赵永发 3 人被安置在隔离病房内，处在昏迷状态，无法回答问题。

调查组向接诊医生了解情况。李大白先去了县医院的检验科，3 个病人和死者李小菊的样本正在检验科进行检测。县医院检验科的条件虽然没有市医院好，但基本的检测项目都能做，最先进行的就是显微镜下观察患者混浊的脑脊液。

患者脑脊液涂片染色后，在显微镜的视野下可以看到一串串紫色小球呈链状排列。

"不是杆菌，是球菌。"检验师抬头，对医生和一同进来的疾控工作人员说。

不是杆菌，说明不是鼠疫。

"我看一下。"李大白主动要求看脑脊液涂片结果。

检验师让开位置，李大白凑到显微镜目镜前，发现视野中的细菌被染成紫色，有的是蓝紫色，成串排列，这是典型的革兰染色阳性链球菌。

链球菌的种类非常多，能引起人类疾病的有很多种，在自然界中广泛存在，土壤、水、牛奶中都有链球菌，正常人的鼻咽部也有链球菌寄住。如今在患者脑脊液中发现的链球菌肯定是致病性的，但要具体确定是哪一种，就需要培养分离出菌株，并做进一步的生化鉴定。接下来的实验要花些时间，如果能有更多的流调资料，也可以帮助确定病原体。

这时，病房传来消息，患者赵永发醒了。

有患者醒了是好事，说明治疗有效，还能去问一些流调问题。

李大白在主治医生的引领下，穿着防护服进入病房。3个患者中，李小花和赵永才还处在昏迷状态，脸色青紫，手臂上挂着抗生素点滴。只有赵永发一个人因为入院时症状较轻，在经过刚才的抗生素治疗和其他的对症治疗后，精神有所好转，可以回答问话。

李大白问赵永发："你叫什么名字？"

"赵永发。"

"最近有没有接触过老鼠？"

"没，我家养了很多猫，没老鼠。"

"发病前你们都做了什么？"

"上午杀猪，中午在一起吃饭，饭桌上我老婆就不对劲，紧接着弟媳妇也不舒服，我就让我弟开三轮车把人送去县医院，没想到刚出村口就栽进水沟里。我媳妇怎么样了？我这是咋了？头疼得厉害。还有我弟和弟媳妇他们呢？"赵永发刚醒，就记挂起自家媳妇。

李小菊已经死亡，李大白不想让赵永发在这种情况下太伤心，转移了话题："他们在隔壁，你确定是在中午吃饭的时候出现的症状？你们中午吃的什么？"

"猪肉和猪杂碎做的一些菜，焖了一锅米饭。"

杀过猪，还吃了猪肉，病菌在显微镜下呈链状排列，革兰阳性菌……难道是人感染猪链球菌？这个念头第一时间跳进李大白的脑海。他之前虽然没有处理过人感染猪链球菌的疫情，但接受过相关培训。

李大白继续问："你们上午杀的猪有没有生病？比如精神不振或食欲不佳等症状。"

刚苏醒过来的赵永发眼神闪烁，嘴巴张了又合，合了又张，憋了好几秒也没有说话。

李大白有丰富的流调经验，见到这种情况就知道赵永发有事情隐瞒。李大白说："说实话，尽量说详细一点儿，你妻子已经死了，你和你弟弟及弟媳妇的病也可能跟你们上午的经历有关。你只有告诉我们实情，医生才能帮到你们。"

"什么？我媳妇死了？"赵永发情绪激动。

一直陪同在旁的主治医生说："赵永发，你妻子送来时病情已经非常严重，经抢救无效死亡，剩下的人也都有相似症状。你们还有救，你有什么事情都要说出来，这有助于我们诊断病因。"

赵永发躺在病床上，眼角流着泪，开始说："今天早晨起来我去猪圈喂猪，发现其中一头大白猪快不行了，嘴角有血泡沫，另一头猪精神状态也不好。我想着养了一年的大白猪不能就这么死了，于是趁它们断气之前把我堂弟一家叫了过来，一起把猪杀了。其中那头快病死的猪的肉都卖给了猪肉贩子，剩下一头精神状态稍微好一点儿的准备留下当年货。两头猪的猪下水也没扔，煮了之后中午做成菜吃了一点，剩下的还在家里，也准备留到过年。哦，对了，我还把肉分给了几位要好的街坊邻居，每家给的不多，也就两三斤。"

李大白心中一沉，这下糟了，赵永发一家的病很可能是病猪传染而来，是人感染猪链球菌，而且病猪肉还分给了街坊邻居，其中一头病猪肉还不知卖去了哪里。

李大白问："病猪肉卖去了哪里？还有，病猪肉分给了哪些街坊邻居？我要具体名单，越详细越好。"

赵永发说了几个名字，李大白一一记下。

问完话，出了病房，李大白在医院走廊上对医生说："患者很可能是感染了猪链球菌，今天采集的标本我会送到市疾控中心做鉴定，出来结果之后会及时反馈给你们。"

医生说："人感染猪链球菌病？这是人兽共患病啊，自从我来县医院工作，还没遇到过这种病例，以前只在书本上见过。"

李大白说："你们医院先忙着，我们调查组还要去赵家村做现场流调。这家伙把病猪肉卖了出去，还分给了街坊邻居，估计有不少人被感染，我们得赶快去阻止。"

青耕主任制定了病例定义，调查组开始在赵家村及附近医院就诊记录中全面搜索。

·实验室支持与病因推断·

云台县，赵家村。

调查组的工作人员正在赵家村内对每家饲养的大白猪逐一检查。

谷小南带着调查组用猪链球菌的快速检测试剂盒现场采集猪鼻拭子，40多分钟便可出结果。

赵家村所有的猪都被查了一遍，猪链球菌的阳性率竟高达30%。这些家猪所携带的猪链球菌是否都是能感染人的2型猪链球菌，还需要实验室的进一步检测。

调查组对赵家村的所有猪都采了标本，收进采样箱里准备带回市疾控中心实验室做下一步检测。

尽管还没有做分型鉴定，但赵家村猪群中如此高的带菌率，说明猪群是一个潜在传染源，需要尽快处理，否则会有更多的村民在与猪接触中被感染。

调查组找到赵家村的村长，通过村长对整个赵家村进行人感染猪链球菌病的宣传：发现病猪及时上报，不能宰杀，不可食用，同时不购买非正规渠道的猪肉。

有村民向调查组反映情况："疾控的同志，赵永发家养了两头大白猪，之前他就说过其中一头要杀了卖给肉贩子。那个肉贩子经常走街串巷倒卖猪肉，他卖的肉比一般商贩要便宜，而且经常在隔壁的李家村活动。"

这是个重要线索，之前县疾控中心工作人员一直在追查买了赵永发家病猪肉的肉贩子，但一直没有线索，没想到竟从村民这里无意间打听到。

调查组根据村民提供的线索，还有赵永发提供的人名，顺利找到了肉贩子。但是肉贩子已经将赵永发家的病猪肉全部卖出去了。根据肉贩子提供的线索，调查组又找到了所有卖出去的病猪肉，将未食用的全部收回，带回疾控中心实验室，又对购买猪肉并食用的人进行了体检采样。

对村民们进行采样的时候，发现有人出现发热症状，调查组及时安排将人送往医院。

各种标本送进市疾控中心实验室，实验结果很快出来。在赵家村病猪、发热村民及外环境标本中均检测到2型猪链球菌。

接下来的几天，消杀科的同志协助县疾控中心去赵家村处理病死猪，并进行现场消毒。两个星期内，没有新的患者和病猪出现，疫情被控制住。

·结案报告·

赵家村村民赵永发家的两头大白猪感染猪链球菌发病，赵永发跟堂弟赵永才将两头发病的猪宰杀食用。

赵永发妻子李小菊和弟媳李小花在处理猪下水的时候，被猪毛刺伤手掌感染猪链球菌，4小时内发病，李小菊死亡。赵永发跟弟弟赵永才吃了未煮熟的病猪肉，在送家人去往医院的途中发病。2名邻居食用赵永发送的病猪肉发病。猪肉小贩将赵永发家病猪肉卖给李家村村民，造成2名村民感染，其中一人死亡，另一人治愈出院。

经调查，赵家村外环境中存在2型猪链球菌，赵家村的猪群带菌率很高。2型猪链球菌不能通过空气传播，只能通过接触或粪口途径传播，通过处理病死猪和对外环境消毒，传染源被消灭，传播途径被切断，赵家村的人感染猪链球菌疫情被控制住。赵家村是 2 型猪链球菌的自然疫源地，今后应加强监测。

📝 疾控提示

● 什么是猪链球菌病

猪链球菌病是由猪链球菌感染引起的一种人畜共患疾病，其中由猪链球菌 2 型引起的人畜共患疾病最为严重。从事生猪屠宰、加工的人员为高危人群。本病主要通过皮肤伤口感染。临床表现为发热、寒战、头痛、食欲下降等一般细菌感染症状，重症患者可合并中毒性休克综合征和链球菌脑膜炎综合征。

● 人感染猪链球菌病的方式

经破损的皮肤黏膜传播：一般是在饲养、贩运、屠宰、销售、洗切加工、埋葬病死猪等过程中，细菌通过破损的皮肤黏膜侵入而感染。

经消化道传播：主要有两种形式，一是吃了未煮熟的病猪肉或内脏而感染；二是处理病猪肉或内脏的厨具被污染，经口传播。

● 人感染猪链球菌病的临床表现

从感染到发病的时间最短 2 小时、最长 7 天，一般为 2~3 天。多数患者发病初期都会出现畏寒、发热，伴有头痛、头昏、全身不适、疲乏无力、腹痛、腹泻等症状。病情严重的可迅速发展为中毒性休克综合征，出现皮肤出血点、瘀点、瘀斑和血压下降等症状，脉压差缩小，可表现出凝血功能障碍、肾功能不全、肝功能不全、急性呼吸窘迫综合征等。部分患者可表现为脑膜炎，出现恶心、呕吐（可能为喷射性呕吐），也可发生昏迷。

● 人感染猪链球菌病的预防

食用猪肉要煮熟煮透，不要购买来源不明的猪肉。病死家畜要在动物防疫部门的指导下进行无害化处理。不宰杀、加工、销售、食用病死猪。

在处理和加工猪肉时，要佩戴手套，尤其是手上有伤口、倒刺的人员。接触生猪肉不仅有感染猪链球菌的风险，也容易感染其他细菌导致伤口发炎，因此家里要常备一副料理专用手套。

生、熟菜板要分开。如切生猪肉的案板和刀，就不要再去切熟食了，否则会污染食品。对案板、洗菜池等要加强清洗，并且养成定期消毒的习惯。

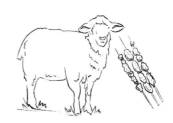

第十四案 "懒汉"出没

大学生集体请假被认为装病，实际得了"懒汉病"

岩海市东城区大学城附近的美食街，各种小吃店、烧烤摊汇聚于此。

美食街为东西走向，位于东端的一家烧烤摊——东巷口烧烤店，门面格外大，除了屋内的桌子，屋外还有几百平方米的露天座位。

虽然是冬天，天气寒冷，但因为这家店价格便宜、味道不错，所以店外的露天座位仍然座无虚席。

店外一侧，几张简陋的桌子拼在一起凑成一个长条桌，围坐着十几个人，有男有女，都是附近大学的学生。学生们点了菜，烤串陆续上桌。

其中一个男学生拿起一串羊肉串，吃了一口，摇摇头："烤得太老，羊肉都有些硬。"

男学生转头对老板大喊："老板，烤嫩一点儿啊！你这些烤得太老了，没以前好吃。"

"好嘞，烤嫩一点儿。"

"还有，多放辣。"

"好嘞，多放辣，马上好。"

很快，鲜嫩的烤串被摆到桌上，学生们开始一边撸串一边聊天。其中有一个个头不高的文静女生盯着烤串微微皱眉，没有动手。

她身旁一个胖圆脸的女生见状，将面前的烤串盘子朝她推了推，说："欣然，你怎么不吃啊？"

文静的女生摇摇头："最近在减肥，不想吃肉。"

"减啥减，你再减就变成一道闪电啦。"

胖圆脸女生从中挑了一串烤香菇，递了过来，说："吃素不长胖。"

文静的女生眉头微皱，想了想，凑近胖圆脸女生的耳边小声说："其实是因为经常吃烧烤会得食道癌。"

胖圆脸女生扑哧一笑："李欣然，你真的假的？你看整条美食街上，大部分人都在吃烧烤，也没见几个人得食道癌啊。你就是太娇气。"

被人说娇气，名叫李欣然的文静女生也不生气，而是认真地跟身旁的胖圆脸女生解释："张瑶，经常吃烧烤会增加食道癌的发病率，这个观点是被证实的，有文章，我可以找给你看。"

李欣然说得一本正经，胖圆脸女生张瑶被逗得更开心了："行行行，文章我就不看了，影响食欲。"

张瑶转头对老板喊："老板，再来一碗米饭、一份酸辣土豆丝、一份地三鲜，要快！"

"好嘞！"

班长高鹏注意到李欣然，说："欣然不喜欢吃烧烤吧，要不要再加几个菜？"

李欣然笑着摇头："不用，已经足够了。"

聚会进行了一个多小时，结束时桌上杯盘狼藉，还剩了几个素串，羊肉串被扫荡一空。

一个星期后的清晨，岩海市东区大学城，阶梯教室。

清晨的阳光透过玻璃窗照进阶梯教室，给清冷的教室增添了一份暖意。

教室内的学生稀稀拉拉。年轻的大学老师站在讲台上，黑着脸望着整个教室，今天来上课的学生不到平时的一半。

上课铃声过后，老师冷声问："班长，没来的同学都去哪儿了？"

半天没人回应，老师生气，拿出花名册摔在讲桌上，气呼呼地说："现在点名，没来的同学全部记缺勤！"

突然，教室里一个女生发出微弱的声音："老师，没来的同学都生病了。"

不解释还好，老师听了这个理由，更生气了。

"都生病了？什么病？我看是懒汉病吧。是不是都在宿舍里赖床呢？"

女生微弱的声音继续说："他们是真的病了，病得起不了床，而且都跟辅导员请了假。"

解释的声音来自教室前排座位，一个扎着马尾的女生，正是前几天参加宿舍间聚餐的李欣然。

老师指着李欣然，问："你确定他们都跟辅导员请了假？"

李欣然从座位上站起身说："确定，早晨来上课之前，我们宿舍舍长张瑶给辅导员打电话请假。"

"你们宿舍几个人？"

"6个。"

"那剩下缺课的人呢？你怎么知道他们也是生病？"

"来教室的路上，我碰到班长高鹏，他正要去学校医务室，还让我带了请假条过来。"

"请假条？"

"就放在讲台桌面上。"

老师再次看向讲台桌面，在桌子一角的粉笔盒下压着一张纸条，上面写着密密麻麻的小字。拿起纸条细细一看，果然是请假条。请假条上有10多个名字，是两个男生宿舍集体请假。再看请假理由——重感冒。

男老师明显不相信这个理由，他拨通辅导员的电话，确认情况。

　　手机里传来年轻女辅导员焦急的声音："是真的，我现在就在学校医务室，几个症状比较严重的男生也在这里。校医说可能是流感，给学生们开了药，还嘱咐说要避免传染其他同学。"

　　挂断电话，既然不是学生故意逃课，男老师面色缓和："最近可能有流感暴发，大家注意个人卫生，好了，现在开始上课。"

　　第二天清晨，男生宿舍，阳光透过玻璃窗和窗帘缝隙斜照到宿舍的大理石地面上。

　　班长高鹏躺在自己的床上，头晕脑涨，流汗不止。

　　"班长，你觉得怎么样？"邻铺的一个男生问。

　　"不怎么样，浑身难受得厉害。"

　　"我也是。"

　　"我也是。"

　　班长高鹏的舍友们纷纷附和。

　　"班长，我们这次感冒症状咋这么严重，跟以前感冒都不一样啊，会不会不是感冒？"

　　突然，一直沉默的班长高鹏大喊："疼！"

　　邻铺的男生忙坐起身问："班长，你咋了？"

　　"头疼！疼！脑袋好像要炸了！"

　　话未说完，一团黄色液体从高鹏的口鼻喷射而出。黄色的黏稠液体散落地面，一股酸臭味儿在宿舍中弥漫开来。

　　舍友们没见过这种呕吐场面，纷纷从床上爬起来。所有人都看向班长高鹏，只见他嘴角挂着黄色呕吐物的颗粒，躺在床上不停抽搐。

　　很快，救护车赶来，高鹏被几个身穿白大褂的医护人员抬上了救护车。

　　市医院，急诊室。

　　高鹏躺在救护床上被推进急诊室，两个陪同来的舍友也跟了进去。医生开始给高鹏做检查。

　　高鹏平躺，急诊医生将他的一侧髋关节屈成直角，又抬高他的小腿——伸膝受限，腿肚子上的肌肉不停地抖动。

　　医生又用左手托高鹏的枕部，右手放在高鹏胸前，让头部前屈。

高鹏的两侧膝关节和髋关节也跟着弯曲起来。

"脑膜刺激征阳性。"急诊医生一边检查一边说，"查个血，再做个颅脑核磁共振。"

守在一旁的舍友王野一听要查颅脑核磁共振，非常担心地问："医生，他是脑子有问题吗？可我们校医说只是感冒啊。"

急诊医生说："之前他有没有感冒我不知道，但他现在是急性脑膜炎，要住院。"

陪同的舍友紧张地问医生："大夫，校医说我们两个宿舍的人可能都是流感，我们会不会跟班长一样，也是脑膜炎？不仅我们男生宿舍，还有一个女生宿舍的人也是这种症状。"

急诊医生重视起来，说："你们其他有症状的人最好也来医院做个检查。"

接下来的几天，陆续有类似症状的大学生住进医院。

·病例发现与报告·

岩海市疾病预防控制中心，应急办公室。

青耕主任收到区疾控中心的报告：市医院近期收治15名布病病例，其中12名是来自东城区大学城的学生，还有3名是东城区市民，请求市疾控中心协助调查。

青耕主任立刻抽调相关人员组成调查组，分组行动，一组去往市医院，二组去往东城区大学城。

·现场流行病学调查·

市医院感染科，调查组成员分头询问接诊医生、调看患者病历、询问患者及家属流调问题。

首诊病例高鹏出现皮肤潮红充血伴有皮疹、淋巴结肿大、肝脾肿大、肺炎、附睾肿胀充血、生殖系统损害、骨关节病变等症状，这些都是布病的典型症状。血清学检测和血培养显示布氏杆菌阳性。

调查组询问高鹏、他住院的舍友、李欣然住院的舍友及住院的市民，很快找到线索，他们发病前都曾在大学城美食街的一家烧烤店吃过羊肉烧烤。

烧烤的肉类通常不能充分加热，肉里的微生物不能被全部杀死，人吃了这类烧烤就会感染疾病。

调查组共享信息之后，青耕主任制定了病例定义，在大学城及全市范围内的医疗机构搜索相关病例。

二组队员找到东城区大学城旁美食街的东巷口烧烤店。

烧烤店老板是一个40来岁的壮汉。老板看到一群人面色严肃地拎着箱子堵在烧烤店门口，面露不悦，问："你们干啥的？"

李大白亮出工作证。烧烤店老板眼中闪过一丝惊慌，但很快镇定下来说："原来是疾控中心的，我的烧烤店有证经营，你们要查啥？"

"我们怀疑你的烧烤店跟一次布病疫情有关，所以来这里采样调查，请配合！"

"啥是布病？"烧烤店老板不愿意让疾控的人检查他的店，但又不敢正面阻拦政府公务人员，只能扯出各种理由。

李大白将事先准备的一本有关布病的科普宣传小册子塞给烧烤店老板，说："自己看。"

塞完资料，李大白就要拎着采样箱进烧烤店。

烧烤店老板挡在调查组面前问："你们要拿什么？"

"很简单，你们平时的烧烤材料。后厨在哪里？"

烧烤店老板没有让疾控人员进入的意思，又开始扯理由："我烧烤店里的串子都是自己串的，材料绝对新鲜！"

青耕主任走到烧烤店老板面前，声音平静："你面色潮红，脸上和手背有水疱疹，额头和掌心有虚汗，你最近是不是有发热、出汗、浑身酸痛乏力的症状？"

青耕主任说的跟老板的症状完全符合，老板心惊，问道："你怎么知道？"

"你这些症状是布病早期症状，这说明你已经被布鲁氏杆菌感染，传染源应该就在你自己的烧烤店内。我们今天就是来查这个传染源具体是什么，还有，你最好尽快去医院就诊，否则时间长了会影响治疗效果，尤其会影响以后的生育能力。"

烧烤店老板被吓到了，立刻让开路，还主动带人去后厨检查。烧烤店的后厨杂乱地摆着各式各样的烧烤串，调查组将每样烤串拿了一些放进采样箱。

李大白注意到悬挂在厨房一角的半只羊，羊腿上的肉已经割完，只剩带血的羊腿骨悬在空中。李大白问跟在一旁的老板："你们店里的羊是哪里供应的？"

"东郊绿谷牧场，那是我们岩海市有名的大牧场，我店里的羊肉都是从绿谷牧场进的，还有羊奶，都是当天挤好当天送来。"烧烤店老板一边说一边指着橱柜上的半桶乳白色液体，"这是今天刚从牧场送来的，我每天都趁新鲜喝一杯。"

李大白闻到羊奶发出的淡淡腥膻味儿，问："你喝生羊奶？"

"是啊，生羊奶有营养。"老板颇有些自豪地回答。

青耕主任吩咐李大白："从这桶羊奶里采 500 毫升带回去。"

李大白麻利地取出羊奶，用带来的采样袋装好，放进采样箱，同时提醒烧烤店老板："生羊奶、生牛奶，以及所有未消毒的生奶都不能直接喝，否则，会被里面的病原体微生物感染。"

烧烤店老板脸上的汗更多了，心惊胆战地问："你是说我可能得了布病，而且可能是因为喝生羊奶引起的？"

李大白说："不一定，可能是生羊奶的原因，也可能是吃了没烤熟的肉串，或是接触过染病的牛、羊、猪、鹿这些动物，又或是接触过它们的粪便，甚至可能是呼吸过染病动物周围的空气。"

烧烤店老板吓得脸色发白，问："喘口气就能被感染？真的假的？"

李大白说："真的！如果你接触过感染布病的动物，就算只是去过染病动物的圈舍，也完全有可能被感染。"

烧烤店老板盯着李大白，问道："你不会是在吓唬我吧？去过羊圈也能被感染？"

李大白说："不是吓唬你，而是布病本来就很吓人。感染布病的羊所在的羊圈里会充满含布鲁氏杆菌的气溶胶，呼吸入肺，人就会被感染。"

"我是去过绿谷牧场,每次买羊我都亲自去羊圈里挑,那里的羊看起来都活蹦乱跳的,没病啊。"

"你有没有感染布病、具体感染途径,还要等我们的检测结果,所以我们也需要一份你的血样。"

烧烤店老板很配合,撸起袖子,让李大白采血。

岩海市东郊绿谷牧场。调查组先是查看了牧场的买卖记录,接着去牧场内实地调查。

其中一处羊圈内有几只白色小羊蜷缩在角落休息。站在羊圈旁的牧场主向调查组介绍:"这些都是我们牧场一个月前新引进的山羊,这种山羊肉质鲜嫩,很受客户欢迎,先引进这一批,之后我们打算规模养殖。东巷口老板的羊就是从这个羊圈出去的。"

蜷缩在羊圈里的小羊无精打采,像是生了病。

"这些羊病了?"谷小南问道。

牧场主面色尴尬:"冬天嘛,动物更容易生病,可能是这两天昼夜温差大,我们的工人没给羊圈做好保温措施。没事,给它们吃点药就会好。"

"新来的这批羊卖出去多少只?"谷小南问。

"就卖出去那两只,我想留着这批羊自己繁殖。"

牧场主想起疾控来调查的目的是布病,突然反应过来说:"你们不会怀疑这批羊有布病吧?怎么可能?这批羊是我从外省的青岭牧场引进的,那家牧场的老板跟我是朋友,不会卖病羊给我。"

谷小南没理会牧场主的疑问,指挥调查组成员开始对羊圈周围环境和里面的山羊进行取样。采完样之后,又对牧场所有工作人员采集血样,临走之前嘱咐他们去市医院接受进一步检查。青耕主任同时给邻省发去协查函,请求协助调查病羊来源情况。

·实验室支持与病因推断·

相关标本送到市疾控中心实验室,检测结果很快出来。在绿谷牧场的 12 只羊体内,东巷口烧烤店的羊奶内,3 名负责打扫羊圈的牧场工人、烧烤店老板和部分东城区大学城学生体内,均发现布鲁氏杆菌。

调查组发布疫情通报，绿谷牧场被暂时封闭，染病工人住院接受治疗，病羊被扑杀进行无害化处理，对牧场外环境进行消毒。

·结案报告·

岩海市邻省的青岭牧场的羊群在一个月前暴发布病，牧场主没有上报疫情，只是简单掩埋病死的羊，而将活着的染病初期的羊继续贩卖，导致布病疫情在邻省、市扩散。

青岭牧场的一批病羊被岩海市的绿谷牧场购买，导致绿谷牧场内3名工人被感染。绿谷牧场将其中2只病羊卖给东城区大学城美食街东巷口烧烤店老板，导致前去吃烧烤的经贸学院大一新生及多名市民被感染，烧烤店老板自己也被感染。

在相关部门的配合下，绿谷牧场被暂时封闭，病羊被扑杀进行无害化处理，对牧场环境进行消毒，相关病例住院接受隔离治疗。通过一系列消灭传染源、切断传播途径等控制措施，疫情被控制住。

✎ 疾控提示

● 什么是布病

布病，全称布鲁氏菌病，又叫布氏杆菌病、波状热，俗称"懒汉病"，是由布鲁氏菌引起的人畜共患传染病，属于乙类传染病。布病潜伏期长短不一，一周至几个月均有可能。人患布病的主要临床表现为发热、多汗、关节痛、倦怠、乏力、肝脾及淋巴结肿大等，部分男性病例会伴有睾丸炎，部分女性病例会出现卵巢炎。如不及时治疗，很容易转为慢性，很难治愈。

● 布病的传播途径

布病主要通过感染病菌的羊、牛、猪等家畜传染给人，传播媒介包括病畜流产物，病畜的乳、肉、内脏、皮毛，以及被污染的水、土壤和尘埃。人与人之间一般不传染。主要的传播途径包括以下3种。

经皮肤黏膜接触感染：直接接触病畜或其排泄物、阴道分泌物、娩出物等是布病最主要的传播方式。如在饲养、挤奶、剪毛、屠宰及加工皮、毛、肉等过程中未注意防护，有可能经皮肤的微小伤口或眼结膜感染病菌。

经消化道传染：食用被污染的食品、水，或食用生乳及未熟的肉、内脏也是感染布病的主要途径之一。

经呼吸道传染：病菌污染环境后形成气溶胶，会通过呼吸道进行传播。此类感染主要见于吸入被布鲁氏菌污染的飞沫、尘埃。

● 布病的预防

加强个人卫生：避免直接接触可能带有布鲁氏菌的动物及其产品，如未经过消毒处理的牛奶、羊奶等。在处理动物产品时，要戴手套和口罩，避免皮肤直接接触。

注意饮食安全：对未经检疫或来路不明的牛羊肉、病死畜的肉，坚决做到不买、不吃、不接触。家庭用的菜刀、案板等，要做到生食、熟食分类使用，同时避免污染其他餐具。

保持环境卫生：布鲁氏菌在乳及乳制品、皮毛中能长时间存活，但不耐热，高温即可杀灭。工作场所应定期清扫、消毒，尤其是处理动物产品和肉类食品的地方。

接种疫苗：对于畜牧养殖者、屠宰工人等高危人群，应考虑接种布鲁氏菌疫苗以增强免疫力。

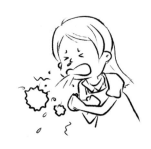

第十五案　血色失误

剧团多人染病，原因追溯到一管血的碎裂

夏季来临，岩海市进入多雨季节。

傍晚，坐落在海边的滨海区医院的工作人员陆续下班，只有几个值班医生在坚守岗位。检验科的小陈今天值大夜班，跟同事交接班之后便开始处理工作。

夜班的活儿比较轻松，偶尔有急诊患者的血常规检测要做。把采血管放进离心机，按下"开始"键，听着离心机开始嗡嗡运行，小陈一边看手机一边守在离心机旁。

"砰——"离心机里突然发出一声脆响，紧接着是轰隆隆的碎片高速撞击离心机内壁的声音。

小陈从手机中回过神来，心里咯噔一下。不好，听这声音应该是离心管碎了。小陈急忙按下"停止"键，高速转动的离心机慢慢停止。打开离心机盖子，里面果然一片狼藉。离心机内的转头还在低速旋转，内壁到处都是血红色，底部还有很多采血管的碎渣子。

唉，又发生这种情况。

　　小陈觉得头大，之前检验科的离心机坏了，从仓库中临时找来一台备用的，但这台离心机的离心管跟目前检验科用的采血管不是很配套。离心机管壁比采血管长很多，离心开始之前要把采血管完全放入离心管内，否则采血管帽会卡在离心管壁的外缘，高速离心的情况下会造成采血管破裂。

　　两天之前，他刚犯过同样的错误，把采血管放入离心机时，采血管的管帽卡在离心机的不锈钢管壁上，高速离心时导致采血管的管帽脱落，管身撞击离心壁后碎裂。当时科室领导严肃批评了他，还责令他对整间实验室进行消毒处理，没想到事隔两天又发生了相同的情况。

　　夜班时间，周围没有其他人，小陈想将这件事掩盖下去，于是找来在检验科门口等结果的患者重新采了血，又将离心机内的采血管渣子清理干净，用酒精喷洒消毒离心机。心想这件事神不知鬼不觉，应该不会有人发现。

　　第二天上班，没有人发现异样。刚开始的几天，小陈还心中忐忑，总为自己隐瞒实验失误而担心，可是一个多月之后一切都没有异样，小陈自己也逐渐淡忘了这件事。

　　周末，小陈约女朋友来家里吃饭。小陈一直跟母亲住在一起，跟女朋友小张是大学时候认识的，小陈毕业后在滨海区医院工作，女朋友小张在滨海区一家医药公司上班。两人恋爱有四五年时间了，小陈母亲催促两人结婚，这次约女朋友来家里吃饭，就是商量买房子结婚的事情。

　　陈妈妈是典型的家庭妇女，一个人拉扯儿子长大，如今儿子工作了，她也从工作单位退休了，但是她没闲着，退休之后又找了一份保洁的工作。陈妈妈做了一桌好菜，饭桌上跟儿子和未来儿媳聊起有没有看好的房子、首付需要多少钱之类的话题。

　　说话间，陈妈妈不知是因为情绪激动还是其他，接连咳嗽。小张连忙给未来婆婆拍背顺气："阿姨，您是怎么了？咳得这么厉害。"

　　小陈也上来给老妈拍背顺气，同时又埋怨又担心地说："妈，上次就跟你说，不要去做兼职，退休了就在家好好养着，跟邻居大妈去跳跳广场舞。你找的那份保洁工作辞了吧，太累了。"

陈妈妈稳住气息说："那份工作是我一个姐妹介绍的，在大剧院做保洁，很轻松，还能免费听他们新排的歌剧，这份活儿别人想干还捞不着呢。"

话未说完，陈妈妈又剧烈咳嗽起来，这次她用手捂住嘴，防止咳嗽出来的飞沫溅到眼前的饭桌上。

小陈伸手试了试妈妈的额头，温度有点儿高，忙说："妈，你发烧了?!"

陈妈妈摸了摸自己的额头说："好像是有点儿，前天晚上回来的时候被雨淋了，可能感冒了吧。"

小陈从抽屉里找出体温计，给妈妈量了一下，37.6℃，果然是低烧。陈妈妈这两天开始咳嗽，现在又开始低烧。

"妈，明天跟我去医院检查一下吧。"小陈要求说。

"小感冒不用去医院，自己吃点儿感冒药就好了。明天周末，你跟小张去看房子，我就不去了，我周末还有班。"

"妈，大剧院保洁的活儿太累了，周末都要去，一个月只有4天的休息时间，你还是辞了吧。你看我现在也工作了，每个月能给你生活费。"

"你妈我是能闲住的人吗？不要再说了，你们明天好好去看房子。"

"哦，妈，家里感冒药还有吧？"

"有，你上次带回来的，还没吃完呢。"

小陈知道自己老妈的脾气，一旦她决定的事情就很难更改。小陈不再劝，周末就按照妈妈的要求和小张去看房子，让妈妈在家里休息。

周日上午，小陈和小张正在一家新楼盘看样板房，小陈突然接到一个陌生电话。

"喂，是陈耀祖先生吗？你母亲正在去人民医院的救护车上。"

小陈心里咯噔一下，急忙追问："我妈怎么了？"

"我是大剧场的工作人员，刚才你母亲在大厅拖地的时候突然晕倒，我们叫了 120 救护车，现在她正在被送往市医院的路上。"

市医院，急诊室，陈妈妈已经苏醒。小陈和小张赶来，正在听急诊医生说陈妈妈的病情。

急诊医生拿着刚拍出来的胸片，解释说："这是典型的肺结核影像表现，再做个痰涂片和 PPD 检查就能确诊，你母亲的情况需要住院。"

小陈甚是惊讶，说："我妈怎么会得肺结核？她平时身体一向很好啊。"

"肺结核一般都是传染的，老人和小孩等免疫力低的人群特别容易受感染，你家里有没有肺结核病人？你母亲平时活动中有没有接触过肺结核病人？"

小陈在脑海里筛了一遍母亲最近的生活轨迹。陈妈妈之前是造纸厂的工人，半年前以工人编制退休，退休之后经朋友介绍进入大剧院做保洁工作。除了上班，陈妈妈平时就是去菜市场买菜，连广场舞都很少去跳，近半年来接触的人群就是大剧院的人。

大剧院的工作人员相对固定，但去大剧院看歌剧的人就多了，如果是碰到某个观众感染了肺结核也说不准。

小陈问陈妈妈："妈，你们大剧院的工作人员中有没有人得肺结核？"

陈妈妈摇头说："我在大剧院虽然是临时工，但大剧院管理很严格，刚入职的时候就做过身体检查，没有任何问题。而且大剧院的所有职工，包括临时工，每年也都有体检，没听说过有得肺结核的。"

肺结核的潜伏期比较长，而且初期症状比较隐蔽，陈妈妈会晕倒，可能是已经感染了一段时间。

陈妈妈既然是半年前做过全身检查，那时候身体没问题，那么这次感染肺结核就是半年之内的事情。

小陈问急诊医生："我妈的情况严重吗？"

"从胸片上来看，肺部已经出现病变，说明感染至少两个星期以上，而且有胸腔积液的表现。我建议先住院治疗，控制住感染之后再吃一年抗结核药，可以根治的。同时我们建议病人的密切接触者也要查一下结核。"

小陈说："好，其实我也在医院检验科工作，我回自己医院检查就好。"

"哦？你在哪个医院？"

"滨海区医院。"

"兄弟单位，其实我们医生也是结核病的高发人群，每天接触不同的病人，检验科接触的是全院病人的标本，危险性很高啊。"

小陈脸色尴尬了一瞬，随即恢复正常说："嗯，医生是高危人群，我现在去办住院手续了。"

陈妈妈得了肺结核的消息很快在大剧院内传开。两天后，感染科门诊来了几个漂亮的剧团女生，她们最近也都出现咳嗽发烧的症状，经过检查，肺部 X 光片中有典型的肺结核病灶影像表现。

接诊医生意识到事情的严重性，医院每年也接诊不少肺结核患者，但像这种集体暴发的情形还是头一次见，于是立即上报区疾控中心。

·病例发现与报告·

岩海市疾病预防控制中心，应急办公室。

青耕主任收到区疾控中心的报告：市医院最近接连收治 4 例肺结核患者，皆为大剧院工作人员，怀疑肺结核聚集性暴发，请市疾控中心协助调查。

青耕主任立刻抽调相关人员组成调查组，分别前往市医院和大剧院进行现场调查。

·现场流行病学调查·

调查组制定了病例定义，在大剧院的所有员工、员工家属及密切接触人员中进行病例搜索，又搜索出 3 例临床诊断病例，皆为大剧院后勤工作人员。患者立即入院隔离治疗。

调查组在市医院询问接诊医生、患者及家属，查看病历资料，发现了一条线索。陈耀祖不是大剧院的职工，他是大剧院职工陈妈妈的儿子，一个检验师，在滨海区医院检验科工作。虽然他的胸片正常，但结核菌素试验（PPD 试验）阳性，说明他是无症状感染者。

李大白根据目前的情况推测存在两种可能：第一种可能是陈妈妈在大剧院中被其他人感染，回家之后又传染给她的儿子陈耀祖；第二种可能是他的儿子陈耀祖先被感染，之后将病原体传染给陈妈妈，陈妈妈又传染给大剧院的其他人。

谷小南觉得，如果是陈妈妈先被感染，就从大剧院那边追查传染源；如果是陈耀祖先被感染，他的工作环境及周围人群就是接下来要调查的重点。谷小南更倾向于后一种可能，因为陈耀祖是医院工作人员，目前市内确诊的肺结核病例中，尤其是聚集性病例中，很多是医源性感染。

调查组找到滨海区医院，陈耀祖正戴着口罩在检验科里面忙碌。

李大白亮出工作证。陈耀祖虽然戴着口罩，但掩不住眼神里的惊慌，问："你们疾控找我干什么？"

李大白看了一眼检验科实验室里其他忙碌的人，委婉地说："你母亲正在市医院住院，这次来是讨论一下你母亲的病情，还有周围人的情况。在这里谈话方便吗？"

"跟我到楼下花园谈吧。"

陈耀祖跟同事打了招呼，带李大白到了楼下花园。

"你想问我什么？"陈耀祖低着头，尽量掩饰自己的慌张。

李大白有丰富的流调经验，见惯了各式人群，眼前这个陈耀祖的神态一看就有问题。

"我们知道你是结核杆菌携带者，你母亲已经表现出症状，大剧院也出现了结核病暴发，你母亲又是大剧院的职工。我怀疑你和你母亲跟这起肺结核疫情的暴发有关，所以过来调查。"李大白说。

"大剧院中结核病暴发？"陈耀祖眼中闪过惊慌、犹疑，最后是欲言又止。

李大白见状继续说："我们市结核病的医源性感染病例非常多，因为你在医院工作，有被感染的可能，而且你周围的同事也都有被感染的可能，所以我们疾控还要对你周围的同事进行一遍结核病的筛查，还有近期来你们医院就诊的患者，也会进行调查。我们疾控有个大疫情系统，上面有所有肺结核患者的信息，曾到这里检查过的患者，谁患有结核病，我们一查就知道。"

陈耀祖慌了，他本来还想隐瞒自己之前的试验失误，可听疾控工作人员这么一说，患者来就诊都有迹可循，况且还有监控，到时候会查得非常清楚。

陈耀祖说："我说。事情是这样的，一个多月前我值夜班，在离心血样的时候不小心打碎了一只采血管，当时我只对离心机进行了简单消毒。这件事我没放在心上，直到前些日子我母亲出现咳嗽、发热、盗汗的症状，后来在大剧院做清洁工作的时候晕倒被送到医院，经过检查才发现是感染了肺结核。我也做了检查，发现自己也被感染了。我开始寻找原因，才想起可能是那次实验室操作失误引起的，我又查了当时那个患者的病历档案，发现他果然是肺结核患者。"

事情经过竟然是这样的。李大白完全没想到，一开始他只是推测陈耀祖是检验科医生，可能是工作中接触了肺结核患者才被感染，没想到竟是试验操作失误引起的感染。

"采血管在高速离心下碎裂会产生高浓度的气溶胶，当时采血管破裂之后，你有没有对实验室进行彻底消毒，包括空气消毒？"李大白追问。

"没有，因为进行空气消毒第二天会残留很浓重的气味，我害怕被领导发现，只简单地用酒精喷洒了离心机内部。"

又一个隐瞒不报酿成大祸的。带有结核杆菌的血液形成的气溶胶会弥散在整个房间内，一旦有人进入就有被感染的可能，所以事故发生后曾来过检验科房间的人都要进行结核病的筛查。

李大白看着眼前惊慌失措的陈耀祖，叹气道："有些事情是隐瞒不了的，还好结核病可以根治，及时采取措施，及时止损。"

·实验室支持与病因推断·

接下来的几天，疾控调查小组忙着给大剧院和滨海区医院检验科进行环境消毒，同时对这两个地方的工作人员进行结核病筛查。在对大剧院的筛查中又找到了 3 名结核杆菌感染者，在滨海区医院检验科也找到了 2 名结核杆菌感染者，所幸都是感染初期，没有严重的并发症。

疾控中心实验室也对所有患者的痰液进行了培养，对培养出来的结核杆菌进行药敏试验，证实都是目前抗结核杆菌一线药物的敏感株，治疗起来比较顺利。

·结案报告·

滨海区医院检验科检验师陈耀祖在值夜班时，因为操作不当导致离心机中正在高速离心的采血管碎裂，采血管内含有结核杆菌的血液扩散出气溶胶污染了整个实验室。

陈耀祖在事发后未及时上报，未留下相应记录，也未对实验室进行彻底消毒，导致陈耀祖本人被感染，并使之后进入实验室工作的 2 名工作人员也被结核杆菌感染。

陈耀祖感染结核杆菌之后未表现出临床症状，但身体会排出结核杆菌，导致跟他一起生活的母亲陈瑞芝被感染。陈瑞芝在大剧院工作，将结核杆菌传染给周围的人员，包括 6 名剧团女生和 3 名后勤人员。此次大剧院结核病疫情的患者均将继续进行抗结核病药物联合治疗。疾控中心慢性传染病科会后续跟进治疗进度和效果。

本案例提示要加强实验室生物安全管理，以及在人群中普及结核病防治知识。

✏️ 疾控提示

● 什么是肺结核

肺结核，又叫"肺痨"，是一种由结核分枝杆菌感染引起的慢性呼吸道传染病。该菌可侵入人体全身各器官，但主要侵犯肺脏。

● 肺结核的症状

咳嗽、咳痰超过 2 周，出现咯血或痰里带血丝是肺结核的主要症状。此外，胸闷、胸痛、午后低热、夜间盗汗、全身无力、食欲减退或体重减轻等也是肺结核的常见症状。

● **肺结核如何传播**

传染病流行的 3 个关键环节是传染源、传播途径和易感人群。肺结核的传染源主要是体内带有结核杆菌的活动性肺结核患者，通过呼吸道飞沫这一主要途径或是近距离接触进行传播。

肺结核病的易患人群主要有：未受结核杆菌感染与未接种卡介苗，对结核病没有产生特异性抗体的人；免疫力低下者，如某些急慢性传染病患者，包括艾滋病患者、矽肺患者等；长期使用类固醇激素和免疫抑制剂的结缔组织病患者、部分肿瘤患者；婴幼儿、青少年和老年人，以及与排菌的结核病患者密切接触的亲属、同事和医务人员。

● **肺结核的预防**

肺结核患者咳嗽、打喷嚏时，应当避让他人、遮掩口鼻。不要随地吐痰，要将痰液吐在有消毒液的带盖痰盂里，不方便时可将痰吐在消毒湿纸巾或密封痰袋里。尽量不去人群密集的公共场所，如必须去，应当佩戴口罩。

居家治疗的肺结核患者应当尽量与他人分室居住，保持居室通风，佩戴口罩，避免家人被感染。

肺结核可防可治，加强营养，提高人体抵抗力，有助于预防肺结核。

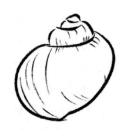

第十六案　怪病来袭

　　一场婚宴过后，陆续有人出现怪病

　　岩海市金海湾大酒店，二楼婚宴大厅。

　　一场婚礼在司仪的主持下正在进行。婚宴开始，菜品陆续上桌。大厅内一共有 20 多桌客人，新郎新娘挨桌敬酒。

　　婚宴现场很热闹，来的客人都是新郎新娘的亲戚朋友。客人们一边赞叹新人郎才女貌，一边讨论着婚宴的菜式。

　　"这家酒店的婚宴档次还真不错，海鲜都很好。"

　　"那是，我听新郎的父亲说，这次他们定的规格是 2800 元一桌。"

　　"难怪，上的都是高规格海鲜，你看这海虾、螃蟹多大，还有这个海螺肉，又肥又嫩。"

　　婚宴接近尾声，宾客们陆续离开，新郎新娘站在宴会厅门口送客，等客人走得差不多，两人才有时间吃饭。空旷的宴会大厅里，只剩下新郎新娘和两人的父母等关系较近的亲人。

　　新郎妈妈为两人准备了饭菜，都是从各个婚宴桌上预留下来的，有几个热菜，还有几个凉菜，掺杂在一起。

新郎说："妈，我们马上要去赶飞机，这么多东西吃不完。"

新郎妈妈说："不差这么点儿时间，吃个饭要多久，几分钟就好。米饭我都给你装好了，还有汤，快点吃，吃完了让你爸开车送你们去机场。你们去国外度蜜月20多天，出发之前一定要吃好了。"

拗不过妈妈，新郎匆匆吃了几口米饭，扒了半盘凉菜，喝了两口汤，便放下碗，说："吃好了。"

新娘吃得更少，吃了两口米饭、一口热菜、一碗汤，跟新郎几乎同时放下了碗筷。

新郎妈妈又嘱咐了两人一堆话，将婚宴之前提前收拾好的行李收进自家车里，正准备让新郎爸爸送两人去机场，在门口遇到酒店经理。

酒店经理是一个40来岁的中年男人，见到新郎，笑脸相迎："李先生，对今天婚宴的菜式和酒水还满意吗？"

新郎说："菜式和酒水都很好，辛苦了。"新郎一边回应一边从随身的行李中拿出一小盒包装精致的喜糖递给酒店经理。

经理笑眯眯地接过喜糖说："多谢，祝两位蜜月旅行愉快！"

目送新人的小轿车离开，酒店经理若有若无地吁了一口气，突然，身后一个酒店员工心急火燎地跑过来。

"经理，后厨的老王又打电话过来，他说今天晚上三楼的会议自助餐缺少几样重要的食材。"

经理很不耐烦地说："又缺食材？昨天不是刚进了一批吗？就按照以前的方案，用那批顶！这种事不要总来问我，他一个主厨，有没有点脑子？会不会变通？"

经理气呼呼地训斥了身后的员工一通，那人灰溜溜地回去传话。

20多天后，新郎新娘蜜月旅行结束，返回岩海市。新郎李一国回到自己的家，一身疲惫，在旅途中他已经感觉不舒服了，浑身难受。他以为是感冒发烧，在当地买了点感冒药，吃了几天也不见好，回来之后便躺在床上，跟公司请了假没有去上班。

新娘也有些累，但状态比新郎好多了，至少没有全身疼痛、感冒发烧的症状。新娘也跟公司请了假，在家里照顾生病的丈夫。

当天凌晨2点，新郎李一国浑身难受得睡不着，在床上翻来覆去，最后疼得开始呻吟。睡在一旁的新娘被吵醒。

"一国，你哪里疼？"

"浑身疼，尤其是前胸和后背，像针扎一样疼，又像被电击一样……"李一国疼得在床上打滚儿。

新娘惊慌了，如果仅仅是感冒，症状不会这么严重。

像针扎，又像电击，这是什么怪病？新娘抓住在床上翻滚的丈夫，说："一国，你别吓我啊，你这是怎么了？"

"别碰我！"新娘一碰丈夫，他的喊声更大了，"一碰我，我更疼！"

新娘连忙收回手说："好好好，我不碰你，不动你。我打120，我们去医院。"

凌晨3点，市医院，急诊室。

李一国被救护车送到急诊室，他的妻子陪同在旁。急诊医生对李一国进行检查。

"这里疼吗？"急诊医生轻按李一国的肋骨处。

"疼！但没有之前疼，来医院之前我以为我会疼死过去，全身像针扎一样，尤其是前胸和后背，疼起来像被电击了一样，过好几分钟才消失。现在疼得没那么厉害了，但一按还是疼！"

急诊医生眉头微皱，这已经不知道是最近接诊的第几个有类似疼痛症状的患者了，看起来像神经根痛，但一直没找到病因。

急诊医生开了单子，嘱咐陪在一旁的李一国妻子："你去交钱办手续，准备住院吧。"

"啊？住院！医生，我丈夫这是怎么了？"李一国妻子心惊地问。

"从症状看是神经根痛，但具体病因还要做详细检查。先给他安排住进神经科，等医生安排各项检查，到时主治医生会跟你们详谈。"

第二天上午9点，市医院，大会议室，专家会诊。

医院最近接连收治了20多名身体多部位间歇性疼痛的患者，多数伴有发热、精神症状和脑膜炎。经检查，发现患者血液中白细胞数增多，尤其是嗜酸性粒细胞数目增多。医生们初步给这种怪病命名为"嗜酸性粒细胞增多性脑膜炎"。虽然给怪病起了名字，但怪病的病因依然未查出，所以组织了全院专家会诊。

"根据患者的症状，我们怀疑是神经系统病毒感染，但检验科检测了各种病毒，都是阴性。"

"寄生虫感染呢？"

"让检验科做过相关检测，恙虫病、旋毛虫、弓形虫、肺吸虫、颚口线虫都是阴性。"

"这么多人前后发病，会不会是癌症？"

"已经住院的20多名患者虽然都是岩海市市民，但居住地分散在市区各个地方，有些人平时没有接触，生活环境不同，发生癌症的可能性很小。"

"你没考虑到网络的作用，现在网上到处是关于这次怪病的谣言，什么'怪病袭击岩海市''全身莫名疼痛，疑似被下蛊'……"

"可这次的患者都有实质性脏器损害，脑膜炎、脑脊髓炎这些又怎么解释？"

专家组讨论着病因，突然，会议室大门被推开，一位年轻的医生闯进来，说："昨晚新送来的患者死了！"

"死了？是那个刚度完蜜月的新郎李一国吗？"神经科主任急忙问。

"不是李一国，是昨晚刚住院的李建柱，60多岁的老头儿，入院的时候就有吐血症状的那个，刚才突然肺部大出血，没抢救过来。现在家属正在外面闹呢。"闯进会议室的年轻医生回答。

相关医生去查看情况，主持专家会诊的领导说："上报疾控中心吧。"

·病例发现与报告·

岩海市疾病预防控制中心，应急办公室。

青耕主任接到市医院的报告：市医院近一个月来收治了26名

"嗜酸性粒细胞增多性脑膜炎"患者，病因未明，1 例患者死亡。怀疑病例之间有关联性，请市疾控中心协助调查。

青耕主任让市医院将病例标本送到市疾控中心实验室，同时带着李大白和谷小南去市医院现场调查。

·现场流行病学调查·

市医院，疾控调查组分头行动，李大白询问接诊医生、查阅相关病历，谷小南询问患者，青耕主任加入正在进行的尸检。

尸检房，李建柱的尸体被平放在中央台上。法医科主任主刀，其他几名参加专家会诊的医生辅助，还有家属委派的医疗律师参加尸检流程。尸检开始，全程录像。

按照一般的尸检步骤，先是一般检查，再体腔剖开。打开死者胸腔的时候，眼尖的法医主任发现死者紧连心脏的肺动脉有跳动。人肯定是已经死了，肺动脉为什么还有搏动？

有医生惊声说："死者肺动脉里有东西！"

法医科主任用手术刀将肺动脉划开，一团黑褐色的线状物体从血管里涌出。线状物体进入死者胸腔，还在不断蠕动。黑褐色的线状虫子，还是活的！

围观尸检过程的医生和律师都汗毛直竖，这场面太瘆人了！虽然医生们都见过不少手术和尸检场面，但眼前的画面还是让人震惊。

死者的死亡原因是寄生虫感染。寄生虫破坏肺部血管，导致大咳血，肺泡被血液浸没，导致窒息，呼吸衰竭死亡。

主刀的法医科主任用镊子将死者血管里的虫子一条条移出来，放进一旁的医用托盘中。

鉴定结果很快出来，是广州管圆线虫。

青耕主任从尸检房出来时，李大白和谷小南已经将查到的资料汇总好。他们就直接在走廊里向青耕主任汇报。

"目前市医院收治的 26 名'嗜酸性粒细胞增多性脑膜炎'患者都有一个共同点，就是一个月前曾参加过一场婚宴。婚宴设在金海湾大酒店，其中一名患者还是新郎官。我们已经把患者及家属反映的可疑食物进行了归类，这是清单。"

青耕主任看着清单，眼睛盯在一道菜品名上——凉拌海螺肉，说："看来我们得好好查查这个金海湾大酒店了。"

青耕主任制定了病例定义，在全市医院中重新搜索相关病例。搜索发现，近一个月来还有 31 名相关病例。电话联系相关患者流调，发现所有患者均曾在金海湾大酒店就餐过。同时，疾控中心实验室反馈市医院送检的病例标本结果，部分患者脑脊液中发现广州管圆线虫第五期幼虫。

金海湾大酒店，青耕主任带着调查组进行现场调查。酒店经理略显紧张地在一旁陪同。

酒店后厨规模很大，几十名厨师正在里面忙活，人来人往。调查组让所有厨师停下手中的活儿，开始检查。

后厨内的食材很多，逐一采样之后，青耕主任发现了问题。

青耕主任问酒店经理："今天的凉拌海螺肉在哪里？"

酒店经理耸耸肩："今天没有，海螺肉断货了。"

"一个月前，李一国的婚宴在这里举行，婚宴菜单里有凉拌海螺肉，请提供近一个月来海螺肉的进货记录。"

酒店经理看起来很配合，找来负责进货的员工，将之前的进货单都交到青耕主任面前。进货单没问题，采购时间、采购种类、采购的商家和批号都很详细，商家提供的合格检验证明复印件也都附在其中。

一切看起来无可挑剔，这道凉拌海螺肉中的海螺肉来源正规，质量有保证。那为什么会出现寄生虫呢？

青耕主任发现了问题，问："这张进货单的量只有 10 斤，不能满足酒店平时用量，这道凉拌菜中的肉真是海螺肉吗？"

酒店经理故作镇定地回答："当然，肯定是海螺肉。至于进货单上的量，可能是写错了，也可能是工作人员失误丢了几张。"

直觉告诉青耕主任这个酒店经理在撒谎，但是目前拿不出他撒谎的证据。

李大白带领应急小组其他人在后厨又仔细检查了一番，没有找到淡水螺肉，连淡水螺类的壳都没发现。

青耕主任看向主厨，主厨有些欲言又止，像是知道什么内幕情况。

青耕主任走到主厨面前，说："最近关于岩海市'怪病'的传闻，你应该在网上看过。广州管圆线虫危害严重，若是不及时查出感染源，会有更多人受害，相关责任人也会受到处罚，当然，主动提供线索者也有奖励。"

"我要举报我们酒店以假乱真，以次充好！"主厨大声说。

"请说具体一点儿。"

"一个多月以前我们酒店的经理换人，就换成现在的张经理。自从他上任之后就缩减了食材采购的费用，他让用普通的淡水螺肉代替珍贵的海螺肉，以降低成本。新换的张经理，从外面买了一批福寿螺，五分熟的福寿螺经过加工和调味代替海螺肉上桌，一般的顾客很难分辨两者的区别。当时他跟我提出这个要求的时候，我有犹豫过，我知道这样是欺骗消费者，但没想到事情这么严重。"主厨很是后悔。

青耕主任继续问："你现在还能提供证据吗？比如说采购记录，或者是之前采购的福寿螺还有吗？"

"有证据，我知道他们把采购来的福寿螺放在酒店地下二层的冷库里。我还有酒店经理采购的记录，不是纸质版的，是我用手机偷拍的电子照片。他们是从苍南县一个农村买的，听说就是当地农民在普通泥沟里捞的，还不是什么正规养殖场，非常便宜。"

金海湾大酒店，地下二层冷库，疾控调查组在冷库里发现了其他食材，还发现了四大筐福寿螺。

经酒店张经理交代，自从他上任之后的一个月来，酒店很多种珍贵海鲜菜品的原料都被他用价格低的相似品替换掉了，其中就有用淡水螺中的福寿螺肉代替珍贵的海螺肉用于制作凉拌菜。

·实验室支持与病因推断·

经疾控中心实验室检测，从采集自冷库的福寿螺中发现了广州管圆线虫第三期幼虫，证实这批福寿螺就是岩海市这次怪病暴发的源头。

疾控中心及时进行宣传，通过各种渠道宣传"生吃螺肉，感染怪病"。

根据主厨提供的福寿螺购买记录，疾控一行人找到苍南县芦山镇的山北村。这里是金海湾大酒店购买的那批福寿螺的生长地。

青耕主任带领的调查小组要对山北村及周围的几个村庄进行广州管圆线虫宿主及中间宿主调查。终末宿主除人之外还有老鼠，所以他们要在这几个自然村捕捉野生老鼠。中间宿主是各种淡水螺类，其中最主要的就是福寿螺。

在当地县区疾控中心工作人员的协助下，青耕主任带领的调查小组用捕鼠笼、捕鼠夹和粘鼠板抓了十几只野生老鼠，又在各个村庄的水塘、泥沟里捞了100多只福寿螺，带回疾控中心实验室检测。

从野鼠体内发现了大量广州管圆线虫成虫，在其中一只野鼠体内竟发现了47条成虫。在野鼠的粪便里检测到广州管圆线虫第一期幼虫。在福寿螺中发现广州管圆线虫第三期幼虫共1000多条，其中一只福寿螺中竟检测出720条幼虫。

苍南县山北村及周围的几个村庄被证实为广州管圆线虫自然疫源地。在疾控中心的指导下，当地进行了大规模的灭螺行动。

·结案报告·

苍南县山北村之前从南方引进福寿螺养殖。因为经济效益差，村民放弃养殖，将大量福寿螺丢弃于田间地头。福寿螺在当地没有天敌，大量繁殖，并携带广州管圆线虫，形成自然疫源地。

金海湾大酒店新任张经理为了利益，从山北村购买野生福寿螺代替海螺作为酒店凉拌菜食材。顾客食用未煮熟的福寿螺肉之后，感染广州管圆线虫，引起蠕虫移行症和嗜酸性粒细胞性脑膜炎，即民众口中的"怪病"。

经过流调发现疫源地，开展灭螺行动和"不吃生螺肉"宣传后，疫情被控制。

✎ **疾控提示**

● **什么是广州管圆线虫病**

广州管圆线虫病是一种人兽共患寄生虫病，通常因生食或半生食含有广州管圆线虫第三期幼虫的螺类、淡水鱼虾，或者食用受感染期幼虫污染的水、果蔬而导致。人感染后会出现发热、剧烈头疼、恶心、呕吐、颈项强直等脑膜炎症状，严重者可出现神经系统异常、视力障碍等，甚至会引起昏迷和死亡。

● **广州管圆线虫的宿主有哪些**

广州管圆线虫常见的中间宿主有中华圆田螺、福寿螺、蛞蝓、蜗牛、方形环棱螺及褐云玛瑙螺等软体动物；终宿主主要是啮齿类动物，如褐家鼠、黄胸鼠、臭鼩鼱、板齿鼠、小家鼠和黄毛鼠等；转续宿主主要是蛙类，如青蛙、沼水蛙、金线蛙和蟾蜍等。

● **广州管圆线虫病是如何发生的**

人不是广州管圆线虫的正常宿主，广州管圆线虫成虫寄生于鼠类肺部动脉血管，虫卵产出后进入肺毛细血管，第一期幼虫孵出后穿破肺毛细血管沿呼吸道上行至咽，再吞入消化道，随后与粪便一起被排出。当它被吞入或主动侵入中间宿主螺类和蛞蝓体内后，幼虫蜕皮发育为第三期幼虫，为感染期幼虫。含有感染期幼虫的中间宿主被人吞食后，幼虫并不能正常发育，幼虫通常滞留在中枢神经系统中，引起发病。

● **广州管圆线虫病的预防**

应避免食用生的或未煮熟的螺类（尤其是福寿螺、褐云玛瑙螺）、蛞蝓（俗称鼻涕虫）、淡水虾、蟹、鱼、蛙等。

不喝生水，不生食蔬菜，瓜果要洗干净，因为生食被幼虫污染的蔬菜、瓜果或饮用含幼虫的生水也可被感染。

避免直接接触螺类、蛞蝓等，接触后应彻底洗干净手和用具。

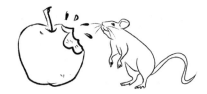

第十七案　半颗苹果

农夫的怪病竟是因为吃了掉落的半颗苹果

岩海市西郊丘陵地带，夏家村。

夏家村坐落在丘陵山坡上，整个村子依山而建，周围是大片的果园。村里有 100 多户村民。

住在夏家村东头的夏有发一家有两亩水稻田，又承包了山坡上的七亩果园。

盛夏季节，果园比较忙。夏有发承包的果园里都是苹果树，地头上还有几棵零星的桃树。苹果是经济作物，支撑着夏有发家一年的大部分收入，所以他对这片果园格外用心。

清晨，夏有发扛着锄头去给果园除草。他穿着凉鞋走在果园里，树与树之间的杂草上全是露水。

夏有发望了一眼果树上的苹果，有的果子已经有拳头那么大，再过几天早熟的嘎拉果就可以采摘卖钱了。

他用锄头划拉着地上的杂草，突然在树下的杂草丛里发现一个黄里泛红的苹果。苹果个头挺大，是近期就要成熟的嘎拉果。

"这么大的苹果咋掉下来了？怕是熟得比其他果子早，被天上的鸟给盯上了。"夏有发一边说一边俯身将苹果拾起。

拳头大的苹果托在掌心沉甸甸的，发红的一侧有几个小洞和明显的牙齿啃咬痕迹。几个小洞附近的果肉颜色已经发暗，应该是昨天被鸟啄过的小洞，旁边牙齿啃咬的痕迹还很新鲜，明显的两个牙印儿应该是被兔子之类的小动物刚刚咬过。

夏有发觉得可惜，将苹果在衣袖上蹭了蹭，蹭干净苹果上的露水和泥巴，把另一半没被咬过的苹果吃了下去，剩下的果核又扔进果园里。

第二天清晨，老婆李小慧起床做早饭，做完早饭，发现丈夫夏有发还没起床。这要是以前，夏有发早就起了，还能去地里逛一圈。

"孩儿他爸，你咋啦？"李小慧在卧室门外喊。

"我浑身疼，很冷。"夏有发躺在床上裹着被子，有气无力地回应。

李小慧进屋伸手试探丈夫的额头，很烫！

李小慧吃了一惊："孩子他爸，你别是感冒了吧！你浑身发烫啊，你躺着休息，我去找感冒药过来。"

李小慧拉开抽屉，找了一番，找出上次吃剩下的感冒药，又从厨房拿来热水，扶着丈夫让他将感冒药服下。

夏有发浑身不舒服，只能躺在家里休息。李小慧喂完家里养的猪，又带着自家的大黄狗去地里忙活。忙了一上午，中午回来做好午饭后去屋里喊丈夫起床吃饭，却发现丈夫双眼通红。

"孩子他爸，你眼咋了？怎么这么红？"

"眼睛疼，浑身疼，感觉很不舒服。"夏有发说话有气无力，"孩子他妈，我觉得我这次感冒比之前的症状都严重，把家里的药都拿给我吃。"

李小慧把抽屉翻了个遍，把之前剩下的感冒药全都找了出来，数量不多，也是一些常见的中成药。

当天晚上，夏有发吃了感冒药，因为胃口不好，只喝了一点儿稀饭，便早早睡下了。

凌晨 2 点，夏有发在床上翻来覆去睡不着，躺在他身侧的李小慧起身打开灯。明亮的灯光下，李小慧发现丈夫身体蜷缩，裹着被子瑟瑟发抖，似乎冷得紧。

李小慧觉得不对劲儿，伸手试探丈夫的额头，比白天的时候更加滚烫！吃了两次感冒药，烧不但没退反而更严重了。

"孩子他爸，我去拿退烧药，你再吃一次。"

李小慧从厨房端来热水，又从抽屉里拿出下午刚买回来的退烧药，送到床边。夏有发艰难地坐起身，还没等接过水杯和药就开始剧烈咳嗽。李小慧忙放下水杯和药，拍打丈夫的后背，为他顺气。

伴着剧烈的咳嗽，夏有发的嗓子里有咕咕的声音，一阵剧烈地呛咳之后，他竟然呕出一摊血。

呕血，这可不是一般感冒会有的症状。李小慧慌了，灯光下再看丈夫的脸色，发现本来下午还有血色的脸，此时已经蜡黄。

李小慧带着哭腔喊："孩子他爸，你可别吓我啊！你这肯定不是感冒，我们打 120 叫救护车来。"

凌晨 3 点，救护车的鸣笛声划破夜空，进入夏家村，很快又一路急驰去了最近的县医院。

县医院，医生因夏有发身上有蚊子叮咬痕迹，结合临床症状，怀疑是乙脑。用了肾上腺皮质激素和抗病毒药物之后，夏有发的病情继续加重，在咯血和呕血多次之后，陷入昏迷。

同时，县医院检验科对夏有发的血液和脑脊液检查结果也出来了，血液和脑脊液中均未发现乙脑病毒。

县医院的医生们紧急会诊，怀疑可能是急性黄疸型病毒性肝炎。医院检验科紧急做了病毒性肝炎的病原体检测，发现也是阴性。

不是乙脑，也不是病毒性肝炎，那之前医生做的诊断和治疗就完全错了。如今患者已经陷入昏迷，县医院建议转院。

下午 2 点，市医院，感染科。

转院过来的夏有发被安排进感染科病房，做了基本的入院检查。接诊医生看了县医院发过来的病历档案，开了单子做寄生虫检查。

暗视野显微镜下，夏有发的脑脊液标本中有问号状的生命体在不停运动。检验科报告夏有发疑似感染钩端螺旋体。

同一天时间，市医院又收治了 1 名相似症状的患者，患者血清学检查钩端螺旋体抗体阳性，也是夏家村村民。医院防保科立即将情况上报市疾控中心。

·病例发现与报告·

岩海市疾病预防控制中心，应急办公室。

青耕主任收到区疾控中心的报告：市医院接诊了 2 例疑似钩端螺旋体患者，患者同是夏家村村民，疑似聚集性病例，相关病例标本已送市疾控中心实验室，请市疾控中心协助调查。

青耕主任分析，岩海市是钩端螺旋体病的自然疫源地，以前的流行形式曾经有稻田型、雨水型和洪水型 3 种型别，近几年来病例很少。人感染钩体病，通常是接触带菌动物污染的水田、江河湖泊或者地表积水，以及泥泞的土壤、潮湿的草地而被感染。夏家村同时出现 2 名疑似病例，可能是周围环境存在传染源，夏家村的其他村民和附近村民都有被感染的可能，要及时制止这种疫情扩散的可能。

青耕主任抽调人员组成调查组，一组去往市医院，二组去往夏家村。

·现场流行病学调查·

市医院内，调查组成员询问接诊医生有关患者的情况，查看病历，到病房内对患者进行流行病学询问。

病房内，李大白问夏有发："你在发病前的一个月内，尤其是发病前的几天，都接触过什么东西？比如经常去的地方，或者去过什么不常去的地方，接触过或者吃过什么特别的东西吗？"

夏有发病得有气无力，李小慧替他回答："我丈夫平时每天都是下地干活，不是去河边的水田，就是去山上的果园，也没出过远门。至于接触或者吃过的东西，也没啥特别的，都是地里和家里的东西。哦，对了，在县医院的时候，医生问过我家里是否养过猪，有没有蚊子，有没有养狗，有没有老鼠，我家里养猪、养狗，也有蚊子和老鼠，这个跟我丈夫的病有关吗？"

猪、狗、蚊子、老鼠……这些动物能传播的疾病很多，其中老鼠是钩端螺旋体传播的重要媒介。

李大白说："有没有关系还要到你们家做具体流调才能确定。"

夏家村，夏有发的家。

调查组对夏有发家进行采样，食物、水、土壤、家猪、家犬……连家里的老鼠都尽量多抓了几只。

县疾控几个人在夏家村村口搭起了临时医疗帐篷，联系夏家村村长，召集所有村民来医疗帐篷内进行体检采血，检查是否有钩端螺旋体病的症状，并宣传钩端螺旋体病的防治措施。

县疾控其他人去夏家村附近的几个村落检查村民是否有发热、出血、黄疸等钩端螺旋体感染症状。

青耕主任一行人由李小慧带着去了夏有发在发病前几天经常去的果园和稻田进行查看。

夏有发家的稻田位于河边，宽阔的河岸两边有一些相对平坦的水田，位于丘陵低洼地带。

李小慧指着其中一块水田说："那块水田就是我家的。"

调查组队员将带来的捕鼠夹和粘鼠板放在稻田周围。李小慧跟在一旁问："怎么放这么多老鼠夹？我家稻田里没啥老鼠，平时在这里干活也没看见老鼠出来。"

"野鼠有夜间活动的习性，基本上是昼伏夜出，不跟人们平时劳动的时间冲突，所以来地里干活的时候并不会看见老鼠。"谷小南解释。

李小慧问："哦，这么说我丈夫的病跟田里的老鼠有关？"

"不一定，但很有可能，我们现在就是在调查传染源。"

很快，稻田周围按照野外捕鼠程序布置好捕鼠夹。接下来，调查组去往夏有发家在丘陵山坡上的果园。

果园里，因为前几天刚打过除草剂，整片果园的杂草都已经枯死"平躺"在地上。调查组队员在果园里和周围布放捕鼠夹和粘鼠板。

青耕主任指着身旁一棵地上落着四五个大苹果的苹果树，问李小慧："这棵苹果树跟周围的果树不同，果子熟得早，这是什么品种的苹果？"

"这是嘎啦树，结的嘎啦苹果熟得早，要是以前，这些苹果前两天就该摘了。这不是我丈夫住院了嘛，一直没空出来打理。我丈夫住院前几天还说地上掉了个又大又红的嘎拉果，被兔子啃了，他不舍得扔，还吃了一个……"

"等等！"青耕主任打断李小慧的话，"你刚才说夏有发生病之前吃过这里掉在地上被兔子啃过的苹果？"

李小慧开始叙述丈夫当时的经历："嗯，我丈夫生病的前一天，那天上午他自己来果园拔草，看到嘎啦果树下掉了一个大苹果，上面有牙印儿，应该是刚被兔子啃过的，也没啃两口。那么大一个苹果就这么扔了，可惜！他就擦了擦，把剩下的吃掉。其实我们农家人都很节省，像这种被兔子啃了一半的苹果，根本不舍得扔。"

嘎啦果树下的枯草丛里，几个掉落的苹果散发着诱人的光泽和香气。李小慧说了半天话，感觉口渴，从草丛里捡起一个苹果，随便在袖子上擦了擦，就准备吃。

"别动！"青耕主任大喝一声，李小慧被吓了一跳，苹果放在嘴边不敢下口。

青耕主任戴着手套夺过李小慧手中的苹果说："地里的苹果在没洗净前别吃！"

李小慧下意识点头说："我不吃。"

青耕主任又从苹果树下捡起一个苹果，上面有新鲜的牙印儿。

李小慧见状，有些心疼："多好的苹果呀，又被兔子啃了。"

青耕主任问："夏有发在发病之前就是吃过这种苹果？"

"是啊。"李小慧不明所以。

青耕主任和谷小南对视一眼，两人明白，像这种牙印不仅兔子可以造成，野鼠也可以造成，也就是说夏有发在发病之前曾经吃过被野鼠啃食过的苹果。如果当时的野鼠携带钩端螺旋体，野鼠的尿液将会污染苹果，这可能就是夏有发被感染的途径。

谷小南从采样箱里拿出采样袋，将有牙印的苹果小心地放进采样袋内，封好口。

李小慧见调查组队员的动作郑重其事，隐约觉得这个被啃过的苹果有问题，就问："咋了？苹果有问题？"

青耕主任说："你所说的被兔子啃过的苹果很可能是被野鼠啃过的。野鼠能传播多种疾病，夏有发很可能就是因为吃了被野鼠啃过的苹果而感染钩端螺旋体。这里顺便科普一下，地里被野鼠啃过的果子或其他蔬菜，吃之前一定要洗干净煮熟，如果不清洗直接吃下去，很容易生病。"

李小慧觉得后怕，说："以前我们也经常吃掉在地上的苹果，也没事啊，怎么就今年出事了？"

谷小南说："野鼠对各种病原体有一定的携带率，如果啃过这个苹果的野鼠没有携带致病菌，那么吃过的人不会被感染，相反就会被感染，这只是一个概率问题。常在河边走，哪有不湿鞋。常吃这种苹果就有非常大的几率被感染，所以不要存在侥幸心理。"

青耕主任制定了病例定义，重新搜索疑似病例和实验室诊断病例，结果又在夏家村发现 2 名疑似病例，在附近村庄村中发现 5 名疑似病例。

经过调查，这些病例都曾经在河边的水稻田里劳动过，而且他们的水稻田跟夏有发家的水稻田距离很近。

·实验室支持与预防控制·

从夏家村及附近村庄采集的标本被送到市疾控中心实验室，结果很快出来，在夏有发家果园捕捉到的野鼠、被野鼠啃过的苹果，以及稻田的野鼠中均检测到钩端螺旋体。夏家村的另外 2 名疑似患者及附近村庄的 5 名疑似患者都确诊为钩端螺旋体感染。

此次疫情确定为钩端螺旋体感染。

接下来的几天，在当地县疾控中心的指导下，夏家村及附近的几个村庄全体出动开展灭鼠行动。同时，从厂家调拨了一批钩端螺旋体疫苗对夏家村及附近几个村庄的村民进行集体预防接种。

·结案报告·

夏家村村民夏有发在果园劳动时吃了被野鼠啃咬过的苹果。野鼠携带钩端螺旋体，被啃咬过的苹果被这种致病菌污染，夏有发因此也感染了钩端螺旋体。

经过调查，发现夏有发家的果园和稻田中的野鼠，以及附近稻田中的野鼠均携带钩端螺旋体。携带致病菌的野鼠的排泄物污染了水田及果园等环境。夏家村村民及附近村的村民在稻田和果园中劳动时，接触被污染的水田和果园而被感染。

经过对症治疗、灭鼠行动和疫苗接种，夏有发和其他几名村民治愈出院，夏家村和附近几个村庄没有再出现钩端螺旋体病的新发病例，钩端螺旋体疫情被控制住。

✎ 疾控提示

● 什么是钩端螺旋体病

钩端螺旋体病，简称钩体病，是由各种不同型别的致病性钩端螺旋体引起的一种人畜共患急性传染病。钩端螺旋体常寄生于啮齿类动物和家畜体内，鼠类和猪是主要的传染源。人类接触带菌的野生动物、家畜和疫水后，通过暴露的皮肤、黏膜感染机体。人群普遍易感，个体免疫水平的差别及受感染菌株的不同，使得临床表现的轻重不同。

● 钩端螺旋体病的传播途径

经水传播：这是最主要的传播方式，在疫区接触被污染的水和土壤而感染，皮肤破损者更易感染。因此，钩端螺旋体病是洪涝、地震等自然灾害发生时的重点监测传染病之一。

直接接触传播：在饲养或屠宰家畜过程中，可因接触病畜或带菌牲畜的排泄物、血液和脏器等感染。亦有个别经鼠、犬咬伤，护理患者、实验室工作人员感染的报道。

经口传播：食用了被鼠排泄物污染的食物和水，经口腔和食管黏膜而感染。

● 钩端螺旋体病的临床表现

钩体病的潜伏期平均为 2~28 天。根据临床表现可分为流感伤寒型、肺出血型、黄疸出血型、肾衰竭型和脑膜脑炎型等 5 种类型。钩体病早期的症状和体征可以概括为"三症三征"。三症：寒热（急起发热，体温可达 40℃ 左右，伴有寒战）、酸痛（头痛、眼眶痛明显，全身肌肉酸痛）、周身乏（全身乏力显著，肢体无力，行动不便）。三征：眼红（双眼球结膜充血发红，无脓性分泌物、无疼痛、无畏光感）、腿痛（腓肠肌压痛，轻压即有痛感，较有特征性）、淋巴结大（以腹股沟淋巴结肿大、疼痛多见，其次是腋窝淋巴结）。

● 钩端螺旋体病的预防

控制传染源：管理猪、犬等家畜及宠物，猪圈要能防鼠，分圈养猪，对猪进行活菌菌苗免疫接种，带菌猪可用链霉素；经常性灭鼠。

切断传播途径：改造疫源地，对疫源地河流、稻田等水源环境进行卫生监测，设立疫水警示牌；洪水季节注意防洪；在疫源地避免积水作业，不能避免时需穿长筒胶鞋。

保护易感人群：积极开展钩体病防病知识宣传教育，提高大众自我防护意识；根据当地流行的主要菌群储备钩体多价菌苗进行接种；对高度怀疑已受钩体感染的人实施预防性治疗。

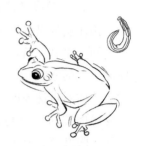

第十八案　独门偏方

奶奶的独门偏方差点儿要了孙子的命

岩海市西郊，城乡接合处，王家村。

位于王家村东头的王奶奶一家有5口人，儿子跟儿媳妇平时去城里打工，只有节假日才回来，家里平常是老两口带着7岁的小孙子。

老两口除了带孙子，顺便也管理着还没被征用的几亩水稻。王奶奶家是5间红瓦房，有一个很大的前院，后院紧邻一处水塘，水塘后面是大片的稻田。

冬天，水稻早已被收回家，稻田里空荡荡的一片。如今，水塘的水面比夏天时浅了很多，周围还结了一层薄薄的冰。

王奶奶家养了一条大黄狗，平时用来看家护院。大黄狗是农村最常见的土狗，个头高且壮，吼起来附近几个村庄能听到。

王奶奶7岁的小孙子王乐乐，今年刚上一年级，学校是镇上的中心小学。现在正是放寒假的时间，王乐乐一个人在家看看电视，写点作业，或是跟大黄狗玩。

一天中午，王乐乐从村里的小卖部买回一包火腿肠，拆开一根，准备用火腿肠逗大黄狗玩。大黄狗摇着尾巴跟着小主人，盯着小主人手里的火腿肠，直流口水。

王乐乐将剥好的火腿肠握在手里，举过头顶，喊："大黄大黄，能够到吗？过来抢啊。"

大黄狗似乎听懂了小主人的话，四脚离地，一个跳跃将火腿肠叼在嘴里。平时大黄狗四脚着地的时候，都快接近王乐乐的高度了，如今一跳起来，更是比王乐乐高出了许多。

火腿肠离开手掌，王乐乐只觉得手上一疼，缩回手一看，竟有一道血印子，手背被大黄狗的尖牙划伤，有血丝冒出。

"奶奶，大黄咬我！"王乐乐哭着跑回屋，向奶奶告状。

王奶奶看了一眼小孙子手背上的伤口，长长的一道划痕，但是伤得不深，只破了点皮，有血丝冒出来。

王奶奶安慰小孙子："乐乐不怕，只是破了点皮，奶奶知道一个独家偏方，一治就好。"

王奶奶朝正在屋外忙活的王爷爷大喊："老头子，快进来！"

王爷爷正在院子外整理稻草堆，听到老伴儿的喊声，拍了拍手，回屋问："老婆子，喊我干啥？"

"乐乐的手背被大黄的牙划了一下，流了血，你去院子后的池塘里找只青蛙来。"

"你想用青蛙皮给乐乐敷伤口？"王大爷问。

"嗯，这是老偏方，青蛙皮敷伤口，专治狗咬，效果好得很。你小时候被狗咬不就是这么治的，快去找只青蛙来。"

王乐乐觉得奶奶这治伤的方法太奇怪，以前从未听过，不禁反问："奶奶，现在是冬天，哪里有青蛙？"

王奶奶摸了摸自家小孙子的头说："青蛙冬眠，我们家后院的池塘里多了去了，让你爷爷在池塘边的淤泥里挖一挖，就能挖几只回来。"

王爷爷小时候也干过冬天去池塘里挖冬眠青蛙的事，如今老了为了小孙子，又拿起家里的铁锹去后院池塘挖青蛙。冬天的池塘淤泥有些硬，但向阳的地方长满杂草，杂草跟池塘的淤泥混在一起还是很松软。王爷爷就从这里下手，几铁锹下去，真挖出一只青蛙。

王爷爷拎着一动不动的冬眠青蛙回了屋。王奶奶将青蛙剥了皮，又将青蛙皮剪成合适大小，贴在小孙子手背的伤口处。

伤口本就不大，青蛙皮贴着伤口过了一夜。第二天，王乐乐就将青蛙皮从手背上揭下，随便扔在院子里，之后也没把这件事放在心上。

快开学的最后几天，王乐乐开始忙着写寒假作业。看着书桌上的一堆寒假作业，王乐乐觉得浑身不舒服。但是有奶奶在身后督促着，他也不敢出去玩，只能坐在书桌前。

傍晚吃过晚饭，王乐乐又坐在书桌前，开着台灯准备写一会儿作业再休息。灯光下作业本上的字越来越模糊，王乐乐揉了揉眼睛，眼睛有些疼，字更模糊了。

"奶奶，我眼睛疼，看不清字。"王乐乐抱怨。

王奶奶以为小孙子在找借口不想写作业，但看了一眼小孙子疲惫的身影，还是心软了，说："好，那就先别写了，早点睡，反正还有两天才开学，明天白天再写吧。"

在王奶奶的帮助下，小孙子开始刷牙、洗脸、洗脚，准备上床睡觉。洗脸的时候，王乐乐一直挠自己的胳膊。

"奶奶，我胳膊痒。"

撸起小孙子的衣袖，王奶奶在灯光下仔细看，发现他胳膊上有一道道红线，刚才抓挠一番，红线周围的皮肤开始泛红，整体看来就是整个胳膊都被挠得通红。

"乐乐，你今天去哪个拐角旮旯儿玩儿了？胳膊像是被虫子咬的。"

"我哪儿也没去，今天一直在屋里写作业，而且胳膊昨天就有点儿痒。"

"那就是你前几天去哪儿玩被虫子咬的，奶奶去找点风油精给你涂一涂，过一晚上明天就会好。"

王奶奶在家里的抽屉里翻找去年用剩下的风油精，同时纳闷地自言自语："这大冬天的，哪来的虫子？一定是乐乐不知去哪个拐角旮旯儿玩了。现在天气开始暖和，得让老头子把家周围的杂草丛清理清理。"

找来去年用剩下的半瓶风油精，王奶奶给小孙子的胳膊涂抹一遍，才让他回到床上睡觉。

半夜，王乐乐翻来覆去睡不着，觉得胳膊痒得难受，眼睛疼，头也疼。他摸索着从被窝里爬起来，想要开灯，但手脚似乎都不听使唤，不停地颤抖。

"奶奶，奶奶……"王乐乐惊慌大喊。

王奶奶和王爷爷都被惊醒了，急忙跑到小孙子的房间。开灯一看，被眼前的景象吓了一跳。小孙子不知何时从床上掉下来了，正抱着头在地上翻滚，似乎疼得难受。

王爷爷急忙将小孙子抱回床上，盖好被子。王奶奶在一旁安慰："乐乐，你哪不舒服？是不是做噩梦了？"

"我眼睛疼，头疼，浑身难受……"

借着灯光，王奶奶仔细看着小孙子的眼睛，发现他右眼发红，的确有异常。王奶奶想轻揉一下小孙子的右眼，手刚摸到眼皮，小孙子就大喊疼。

"是右眼疼吗？"

王乐乐疼得掉眼泪，说："嗯，到处疼，看不清东西，我的右眼看不清东西，我不想看到光，快把灯关了，这灯刺得我眼睛更疼……"

王奶奶有些慌神说："老头子，你说我家乐乐这是咋啦？"

王爷爷也没主意。突然，王乐乐捂着脑袋蜷缩起来，眼睛上翻，整个人抽搐不止。

凌晨3点，市医院，急诊室。

两位老人带着一个7岁的小男孩冲进急诊室："医生，快救救我孙子！"

急诊医生接过小男孩放在急诊室的诊断床上。小男孩紧闭双眼，身体蜷缩，嘴角有大量血迹。

急诊医生先检查小男孩的脉搏和心跳，发现心跳急促、脉搏细数，再检查小男孩的嘴，看是呕血还是吐血，发现嘴上没有伤口，小男孩现在处于无意识状态。

医生检查时，王爷爷在一旁解释："这是我的血，来的路上，小孙子突然发狂，对着我手背就咬，这个血是我手背被咬伤流的血。"

老太太也守在旁边，满脸着急地跟医生说："大夫，我们就住在西郊的王家村，我家乐乐昨晚睡觉前就说眼睛疼，浑身痒不舒服，当时我也没在意。没想到半夜这孩子突然疼醒，我打开灯他说右眼看不见，而且怕光，紧跟着整个人就开始抽风。送医院来的路上，风一吹，乐乐就开始发狂咬人。你说我家乐乐是咋了？你一定要救救他……"

急诊医生心里咯噔一下。恐风，恐水，对光敏感，意识障碍，有发狂症状，难道是狂犬病？

"孩子最近有没有被狗咬过？"医生问。

王奶奶一愣，紧接着想起一个月前，也就是春节前，小孙子被自家养的大黄狗咬伤手背，当时只是破了点儿皮、流了一点儿血，用偏方处理伤口之后，就没把这件事放在心上。难道小孙子的病是因为被狗咬伤？

"乐乐一个月前是被我们家养的大黄狗咬伤过手背。"王奶奶回答着医生的话，心里有种不好的预感。

急诊医生眉头微皱，语气沉重："根据孩子的临床症状和病史，怀疑是狂犬病，需要住院治疗。"

听到"狂犬病"这个词儿，两位老人顿时震惊了，王奶奶更是直接瘫倒在地上。狂犬病是不治之症，这一点两位老人还是很清楚的。

王奶奶拽着病床上小孙子的手，哭喊道："老天爷啊，我这是作了什么孽呀？还我家乐乐，那该死的疯狗！"

在急诊医生的安排下，乐乐住进了感染科病房，感染科医生看着新病历档案。

姓名：王乐乐

性别：男

年龄：7周岁

病史：一个月前有被狗咬伤经历，家属自述，病人入院前右眼视力消失，浑身发痒，情绪激动，有发狂症状。

住院体检：恐风，恐水，怕光，常规血检白细胞数增多，狂犬病抗原快检结果未出。

临床诊断：疑似狂犬病

医生看完病历，首先打开办公桌电脑上的传染病直报系统。狂犬病是国家法定报告传染病，临床医生做出初步诊断之后，就要在大疫情系统上上报。

·病例发现与报告·

岩海市疾病预防控制中心，应急办公室。

青耕主任收到市医院的报告：市医院收治1名临床诊断疑似狂犬病儿童病例，一个月前曾有狗咬伤经历，医院检验科狂犬病毒检测阴性，病例标本已送往市疾控中心实验室，请求市疾控中心协助调查。

由于只对1名疑似狂犬病病例进行流调，青耕主任就带着李大白去往市医院。

·现场流行病学调查·

疑似狂犬病患者王乐乐的病房，王乐乐的爸爸妈妈、爷爷奶奶都在病房内。青耕主任指导护士采集王乐乐的脑脊液、唾液、血液及后颈皮肤标本。所有标本放进采样箱之后，青耕主任按照惯例询问家属一些相关情况。

"乐乐被狗咬伤之后，有没有去打过狂犬疫苗？"

面对疾控人员的询问，王奶奶面色愧疚至极："过年前乐乐被自家大黄狗咬伤，当时伤口很小，只破了点皮，我没在意，心想着按照以前的土方法处理一下就好，没想到会这样。早知道如此，我一定会带乐乐去疾控中心打疫苗。"王奶奶一边说一边抹眼泪，站在一旁的王爷爷也是满脸愧疚。

乐乐妈妈满脸伤心绝望，说："乐乐被狗咬了，怎么不告诉我跟他爸？如果我们知道一定会带乐乐去打疫苗！"

被儿媳妇抱怨，王奶奶的脸色更加难看。

青耕主任一直以为岩海市的预防接种宣传做得很到位，没想到还有在被狗咬伤之后不去疾控中心打疫苗的，看来这预防接种的宣传还需要再加强一下。

青耕主任追问王奶奶："乐乐被狗咬伤之后，你是怎么处理伤口的？还有你说的那个土方法是什么？"

"就是用青蛙皮敷伤口啊，这是独门偏方，以前老辈人被狗咬了，都是用青蛙皮敷一下就会好，也没有发病的。"

病房里的所有医护人员都被王奶奶的话惊呆了，现在竟然还有人相信这种古老偏方，真是害人不浅。

青耕主任立刻联想到青蛙能传播给人的疾病——寄生虫病，他立刻打电话嘱咐实验室重点检查寄生虫项目。

青耕主任趁机教育一番："被狗咬了之后一定要打狂犬疫苗，严重的还要注射抗狂犬病毒免疫球蛋白。你说的这种用青蛙皮敷伤口的土方法，不仅不能预防狂犬病，还可能感染上其他疾病。"

青耕主任的话冲击着王奶奶心中根深蒂固的观点。

"医生，你说的是真的？老辈人的土偏方真这么不靠谱？"

"前辈们留下的可靠药方都被现代医学发扬光大，那些道听途说的偏方大都不靠谱，而且通常会害人不浅。"

王奶奶自责地连连点头："都怪我，没文化，我也是听别人说偏方管用，害了我家乐乐。"

医生觉得奇怪，问："现在是冬天，你们从哪儿找来的青蛙皮给乐乐敷伤口？"

"我家后院有个池塘，里面有很多冬眠的青蛙，随便挖挖就能找到几只。"

青耕主任心里感叹，有在后院挖冬眠青蛙的时间，怎么不去疾控中心打狂犬疫苗。

突然，医生发现病床上的小男孩的眼角有红黄色的分泌物流出。

医生戴着手套轻轻拨开乐乐的右眼皮，用无菌棉签擦拭红黄色的分泌物，刚擦拭干净，紧接着又有红黄色的分泌物流出，而且眼皮内似乎有铁锈色的东西在蠕动。

医生用镊子夹住蠕动的团块儿，轻轻往外拉，竟然拉出一团铁锈色棉线一样的东西。"铁锈色棉线"在镊子下蠕动，竟是一团活物。

"线虫?!"

跟青耕主任心中的判断一样，果然是寄生虫感染。

看着镊子下蠕动的铁锈色寄生虫，病房内的所有人都惊呆了。青耕主任冷静地将蠕动的铁锈色线虫放进采样瓶，盖好盖子，放回采样箱。

知道了病因，临床医生开始重新检查和治疗。李大白将标本送回疾控中心实验室，检测一下具体是线虫的哪个亚种，之后还要做寄生虫病的流行病学调查。

医生给乐乐做了全身检查，发现乐乐的眼睛、脑部、心脏、肾内都有线虫寄生。寄生在眼睛里的线虫导致乐乐右眼失明，并不断流出脓血；寄生在脑部的线虫，导致乐乐出现抽搐、狂躁等神经症状；寄生在心脏、肾的线虫，导致乐乐出现心肾等器官衰竭。

很快，小护士拿着几粒白色的药片给乐乐服下。

乐乐妈妈问："医生，就吃这么几颗药，我家乐乐就会好?"

"嗯，服用驱虫药，一个疗程下来，乐乐应该就能出院了。"

·实验室支持与病因推断·

王家后院池塘，青耕主任带着李大白和谷小南在池塘里找冬眠的青蛙。他们在柔软的污泥下、池边石头缝里、枯草丛里，竟找出7只冬眠青蛙。之后又找到大黄狗的尸体采样。

标本送到疾控中心实验室，结果很快出来。乐乐眼中取出的线虫为颚口线虫。在7只冬眠青蛙体内，均发现颚口线虫。被乐乐爸爸打死的大黄狗体内，没有发现颚口线虫，大黄狗不是传染源。

·结案报告·

王奶奶家后院池塘里的青蛙是颚口线虫的中间宿主。王乐乐春节前被自家大黄狗咬伤手背，王奶奶将感染了颚口线虫的青蛙从池塘里挖出来，将青蛙皮敷在伤口上，颚口线虫通过伤口进入王乐乐的体内，侵犯王乐乐的心、脑、肾、眼睛等多个器官，引起一系列症状。找到病因对症治疗后，王乐乐治愈出院。这次罕见的人感染颚口线虫流行病调查结束。本案提示应加强寄生虫感染的科普宣传。

✍ 疾控提示

● 什么是颚口线虫

颚口线虫属于线形动物门旋尾目颚口科颚口属动物，虫体前端呈头球状，其上布满小棘。该属的棘颚口线虫能导致颚口线虫病。颚口线虫的虫卵在水中孵化成幼虫，幼虫依次进入浮游生物（第一中间宿主）及黄鳝、泥鳅等鱼类、蛙类和蛇类（第二中间宿主）的体内，在这个过程中幼虫不断成长。此后，第二中间宿主会被哺乳动物如猫、狗、猪等吞食，颚口线虫也就到达了它们的终宿主体内。在终宿主体内，颚口线虫幼虫会成长为成虫并产下虫卵。虫卵随着粪便再次进入自然界。

● 颚口线虫的分布与危害

颚口线虫主要分布于亚洲，中国、日本、泰国、越南、马来西亚、印度尼西亚、菲律宾、印度、孟加拉国和巴基斯坦均有人体感染的报道。颚口线虫病是一种人畜共患病，可通过食用、接触及母婴间的胎盘传播。人类不是颚口线虫的适宜终宿主，故感染后的颚口线虫只能停留在第三期幼虫或性未成熟的成虫早期阶段，但它对人体的危害极大。它好似居无定所的流浪汉，在人体内游走不定，利用其头端呈球形膨大的小棘，像微型盾构机一样到处钻孔、打洞、爬行，遍及全身各处，能破坏几乎所有的人体器官组织，引起严重的器质性病变。而且这种危害往往是持续存在的，因为如不治疗，颚口线虫可以在人体内存活数年乃至十几年。

● 颚口线虫的预防

最好的预防措施是避免生食或食用未熟的淡水鱼类（如黄鳝、

泥鳅等）、鸡肉、猪肉、蛙、蛇等。

在加工或处理生肉时，应注意自我保护。

在流行区避免直接接触疫水。

第十九案　金色稻田

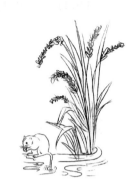

收割水稻的农民陆续生病，竟是因为稻田里的野鼠

　　岩海市青城山，山上遍布丘陵梯田，田里种着大片的水稻。

　　秋天，金黄色的稻子随风轻轻起伏，自上而下，像一条条金黄色的围巾围绕在丘陵坡上。山坡朝南向阳地带的水稻最先成熟，已经有农民开始收割自家稻田。因为梯田地势陡峭，大型的机械收割机不能进入梯田，所以只能采用最原始的人工收割。

　　清晨，太阳升起，薄雾散去。丘陵梯田的中间有几个小村庄，村子里炊烟升起又消散。早饭过后，三三两两的村民拿着镰刀走向自家梯田。梯田间的羊肠小路上，有一个打扮时髦的年轻人，脖子上挂着一台照相机，手里拎着长长的三脚架，一路往丘陵顶上走。

　　年轻人的打扮与周围村民截然不同。村民们热情好客，难得见有村外的陌生人在这个季节来村子周围晃悠，而且这个年轻人又拿着长镜头的照相机。

　　有村民上前跟年轻人搭话："小伙子，你这是要去哪儿啊？"

　　"去山顶找个合适的位置，给这片梯田照个全景，这里风景太美了!"

有人夸赞这里风景美,村民们很开心,主动跟年轻人介绍:"小伙子,你真有眼光,我们这里是青城山脚下,周围的几个小山包属于青城山脉的一部分,在我们祖辈的时候这里就被改成了梯田。我们这里的稻子是整个岩海市独一份的,好吃着呢。不光稻子好吃,风景也美,尤其是秋天这个季节,你来的正是时候。"

年轻人看着村民们朴实的笑脸,拿起相机询问身旁的村民:"我能给你们拍张照吗?就站在这里,让身后的梯田做背景,拍出来的效果一定很好。"

村民很高兴:"行啊,拍照可以,但不能太久,我们还要赶着收稻子呢。"

"不用很长时间,两三分钟就好。"

村民们站在地头,聚在一起。年轻人用手里的长镜头照相机拍了几张照片。

之后,年轻人说:"谢谢大家!大家可以去忙了,我站在这儿再照几张大家在田里劳动时的场景。你们不用管我,自己去忙就好,照完了我再去山顶,有机会下次来的时候我把照片洗好送给你们。"

村民们散开,进入自家地里开始弯腰低头收稻子,干活的间隙还时不时抬头打量一下站在田边羊肠小路上的年轻人。此时的年轻人正拿着照相机到处拍着照。在年轻人眼里,稻田和村民们都是风景。在村民们的眼里,年轻人也是一道风景。

突然,梯田里有一个村民大喊:"快快快,又一只大田鼠,逮住它,别让它跑了!这些家伙把我家稻子折腾坏不少。"

村民们听到喊声都从周围的稻田里小跑过来,年轻人也端起照相机对准聚拢的人群。一只灰色的大田鼠从稻田里窜了出来,沿着稻田边的沟隙狂奔。

"快快快,截住前面,那边有个老鼠洞,别让它钻进洞里!"

有人截住田鼠的去路。田鼠慌不择路,掉头就往旁边跑。突然,一把镰刀横空飞了过来,镰刀头直插进大田鼠的腹部,顿时血溅当场。

几个村民聚拢在田鼠的周围，有人感慨："老李头，你这用镰刀打老鼠的本事真是厉害了啊。"

"碰巧碰巧，就我离这个老鼠最近，扔出来的镰刀，没想到能砸它个正着。"

"又打死一只，赶快把它埋了，等空出工夫，弄些老鼠药在老鼠洞口。今年的野老鼠太多，我家狗子跟我来田里，每天都能抓好几只。"

"是的呢，我家狗子也是，本来我想弄些老鼠药蘸点馒头放在老鼠洞周围，又害怕我家狗子误吃老鼠药，所以就想等收完稻子之后再说。"

年轻人拿着照相机靠近现场，对着地上的死田鼠也拍了几张照片。

有村民问他："小伙子，你对抓野老鼠这种事情也感兴趣？你看老鼠多脏啊，肠子都流出来了，你不觉得恶心害怕吗？"

年轻人不但没害怕，还略有些兴奋，一边拍照一边说："这也是你们劳动的一部分嘛，之前还没见过抓老鼠呢，没想到还挺惊险刺激的。这只死老鼠，你们要怎么处理？"

"挖坑埋进地里，它吃了我们那么多大米，现在就把它做成肥料。"

村民们在水稻田里挖了一个浅坑，用手拎着死田鼠的尾巴把它丢进坑里，埋上土，就像施化肥一样。处理完死田鼠，村民用泥土蹭了蹭镰刀上的血迹，又接着回去割水稻。

村民们散去，年轻人又照了几张周围的景色，之后，沿着梯田间的羊肠小路往山顶走。年轻人在山顶上放好三脚架，对着周围的景色转圈照了个够，直到太阳高高升起，变得炎热，才从山顶上下来。这时村民们也都陆续收工回村子里吃午饭。虽然是秋天，中午还是有些热，村民们都会午睡一小会儿，等下午不是太热的时候再继续干活。

几天后，年轻人回到城里，准备把这几天在青城山周围拍的照片挑选几张洗出来，参加下个月的摄影大赛，其中几张村民们的照片让他想起曾经答应过要把洗好的照片找机会送给他们。照片中还缺几张青城山下的民俗风光，年轻人打算趁送照片的机会，顺便去村子里采风，多拍一些村民们的生活照片，这也是很好的素材。

洗好照片，年轻人准备第二天出发，可是当天晚上他却生病了。他开始发烧，体温一度飙到 39.8℃。他感觉很冷，浑身打着寒战，全身酸痛，头也痛，不想吃饭。更糟糕的是他全身开始起疹子，暗红色的小点点遍布全身，胸、背、腹、胳膊和腿，甚至脸上都有一两个。虽然这些疹子不疼不痒，用手压一压还能褪色，但长在身上，还是很让人害怕。

年轻人心想，莫不是自己又像小孩子一样出疹子了？可小时候已经出过疹子，这疹子还能出第二遍？不是说人出了一次疹子之后一辈子就不会再出了吗？

年轻人记得自己小时候出疹子的时候，在家里待了 7 天，疹子就自然消退了，于是他打算这次也在家休息。他找来家里的退烧药，吃了两片，又勉强喝了碗稀粥，就躺在床上休息。可是到了晚上他越来越不舒服，把白天吃的饭全吐了出来。他觉得自己全身肿胀，尤其是脖子、腋下和大腿根两侧，用手摸着硬邦邦的。

年轻人觉得自己病得不轻，他想立刻去医院，可是拖到如今已经是头晕脑涨走不动路。还好手机在身旁，他拨通了 120。

市医院，各科医生参加会诊。

患者资料：郑棋，男，26 岁，于一天前夜里被救护车送到急诊。入院症状为恶心呕吐，高烧，浑身斑丘疹。急诊医生建议住院治疗，转入消化科病房。先是按照急性食物中毒处理，病情不见好转，而且患者开始出现神经系统症状。

"患者现在持续性高烧，白细胞低，血小板低，有出血倾向，像是某些特殊病原体的感染。"

"血小板低？会不会是肾综合征出血热？"

"没有三红症状，应该不是。"

"患者淋巴结肿大明显，而且刚才问他时，他说曾去过青城山附近进行采风。我记得青城山那一片儿应该是老的鼠疫疫区，会不会是腺鼠疫？"

"鼠疫又叫黑死病，患者没有明显的青紫症状，而且从发病的时间来看，发病速度明显比鼠疫的病程慢。"

"我看他脚上有一块黑色的焦痂，会不会是皮肤炭疽？"

"皮肤炭疽一般会有家畜或野生动物接触史，患者去过青城山，有感染可能，但其他症状不符。"

"我记得之前医院接诊过一位因为吃了半个被老鼠排泄物污染的苹果而感染钩端螺旋体病的，好像跟这个症状差不多，会不会是钩端螺旋体感染？"

"如果是钩端螺旋体感染，患者会有非常明显的腓肠肌疼痛，而且一般没有皮疹和焦痂。"

"患者在青城山采风的时候，看见过农民打死一只老鼠，他曾近距离观察。患者脚上有焦痂、浑身红色斑疹、高热、淋巴结肿大，而且有野外活动史，我推测可能是丛林斑疹伤寒。"

"丛林斑疹伤寒？那不就是恙虫病吗？"

"患者在青城山脚下见过农民打老鼠，老鼠死后身上的恙螨会离开老鼠的身体四下逃逸。恙螨个头非常小，不易被人察觉，可能患者被从老鼠身上逃出来的恙螨叮咬，从而感染恙虫病。"

感染科医生立刻说："安排患者转感染科病房。这个季节本来就是我们岩海市恙虫病的高发季节，每年都会接诊几例，这个患者的症状还算典型，只是有很多并发症，让我一开始不敢确认，我会让检验科做一下恙虫病东方体的检查。"

郑棋接受了抗生素联合治疗，效果初显。医院又接连收治了 2 例类似症状的患者。

·病例发现与报告·

岩海市疾病预防控制中心，应急办公室。

青耕主任接到区疾控中心的报告：市医院收治了 3 例疑似恙虫病患者，其中 2 例是青城山下农民，2 人为李家村村民且是邻居；另 1 例患者在发病前曾去过青城山。经区疾控中心初步流调，发现李家村内还有类似症状病例在县医院进行治疗，因青城山是我市恙虫病自然疫源地，今年同时出现多例疑似患者，请市疾控中心协助调查。

青耕主任立刻抽调相关人员组成调查组，分别前往市医院和青城山进行现场调查。

·现场流行病学调查·

市医院，调查组对接诊医生、患者及患者家属分别进行询问。青耕主任制定了病例定义，在青城山下李家村、周围几个村庄及周围卫生院进行病例搜索。

李大白在病例搜索过程中发现 1 名疑似病例。患者为李家村村民，男，48 岁，5 天前无明显诱因出现腹部疼痛，以上腹部为主，持续性钝痛，恶心，无呕吐，右颈部局部肿大，咳痰，痰呈黄色、黏稠、不易咳出，无咯血，发热高达 39℃，有寒战，有胸闷气喘、全身虚汗症状，近两天出现双腿酸痛，行走困难。在县医院就诊，胸部 CT 显示双肺多发炎症，双侧腋窝多发淋巴结影，右侧胸腔少量积液，腹部 CT 显示肝硬化、脾大。

李大白看了一遍病历，目光落在"淋巴结"上。淋巴结肿大是恙虫病的一个非常典型的症状。再查看其他住院村民的档案，其中都有淋巴结肿大这一项。基层医生一般都以患者皮肤有焦痂作为恙虫病的诊断标准之一，如果患者体表没有明显的焦痂，一般会第一时间排除恙虫病的可能，而且恙虫病多散发，像这种集体发病的情况非常罕见。如果如推测的这样，很可能是漏诊。

县疾控中心的人送来住院村民的标本。标本送进实验室，结果很快出来，县医院收治的多名李家村村民皆是恙虫病东方体核酸阳性。

青城山附近村庄同时出现多名恙虫病患者，说明当地野生动物体内恙虫病东方体的携带率非常高。这事比较严重，需要进行人为干预，否则现在是收稻子的季节，会有更多的人被感染。

青耕主任决定立刻给青城县疾控中心发消息，说明近期要去青城山脚下李家村附近抓野鼠，要求当地县疾控中心辅助他们对村民进行宣传教育、开展灭鼠行动。

青城山下几座坡势和缓的丘陵都是梯形稻田，规模颇大，疾控灭鼠小队以李家村为中心，在周围的梯田里布了粘鼠板和捕鼠笼。从太阳刚升起一直忙到傍晚太阳快落山，疾控一行人才把带来的捕鼠器械全部放置完毕。

周围稻田里还有不少农民正在割水稻。见到疾控人员穿着防护服在稻田里走来走去地放置着什么东西，有人好奇，上来询问。

"你们是在干什么？看着这些东西像是笼子，抓什么用的？"

"抓田鼠。"

"抓田鼠？"问话的农民咳嗽了两声，"抓田鼠干什么？"

"抓回去做检测。最近这附近流行恙虫病，田鼠身上的恙螨是传播媒介，过一会儿我们还要去村里发动村民们参加灭鼠行动。"

"村里最近是有很多人生病，就是这个恙虫病吗？"

李大白点头。村民越想越害怕，水稻也不割了，拎着镰刀急忙赶回家，边走边说："我去通知其他人，一起灭鼠。"

望着村民离去的背影，李大白心想，看来这里的恙虫病疫情影响比预想中的还要严重，除了抓野鼠切断传播链，及时给村民们普及恙虫病的知识也是非常重要的。

布置完鼠夹，疾控一行人又去村里当场讲解恙虫病防控知识。

·实验室支持与病因推断·

第二天，疾控一行人又去稻田里收粘鼠板和捕鼠笼。收获颇丰，抓了几十只野鼠。野鼠被送到疾控中心实验室，实验室人员要在野鼠身上找恙螨。恙螨体型很小，大小不到 1 毫米，深红色，密布在老鼠毛中间。实验室人员把它们分离出来，做野鼠和恙虫身上携带的恙虫病东方体的检测。

结果很快出来，李家村周围稻田里的野鼠带毒率竟然高达 30%。这个数字比往年常规监测数据高了许多。

流调和相关实验结果显示，李家村附近的野鼠群中正在流行恙虫病，生活在附近的人类被波及，也出现恙虫病流行。控制鼠密度的灭鼠行动要尽快进行。

调查组联系医院组成医疗小队，给李家村及附近村的村民做体检，有恙虫病初期症状的村民被及时送到医院进行治疗。

几天时间，市疾控的应急小组和医院的医疗小队走遍了青城山附近的几个村庄。同时，疾控中心宣传并帮助村民们进行灭鼠。

有症状的村民得到及时救治，没有出现死亡病例，两个星期之内也没有再出现新发病例，青城山附近出现的恙虫病暴发终于被控制住。

·结案报告·

青城山是岩海市恙虫病的自然疫源地。今年秋天，青城山下稻田里的野鼠密度较往年高，野鼠身上恙螨的恙虫病东方体携带率也较往年高。部分村民在收割水稻的过程中，与野鼠身上的恙螨接触，感染了恙虫病东方体。摄影爱好者郑棋在采风过程中与野鼠接触，被感染。

恙虫病患者通过及时治疗，全部康复出院，未出现死亡病例。通过灭鼠行动，切断传播链，未再出现新发病例，疫情被控制住。

✎ 疾控提示

● 什么是恙虫病

恙虫病是由恙虫病东方体引起的自然疫源性疾病，以鼠类为主要传染源，经恙螨幼虫叮咬传染给人，人与人之间不传染。发病多见于9—12月，与恙螨及野鼠的密度增加有关。有从事田间劳动、接触丛林杂草，或者户外露营等暴露机会的人群容易发病。

● 恙虫病的症状

潜伏期为4~21天，一般为10~14天。急性起病，主要临床特点为发热、特异性焦痂或溃疡、淋巴结肿大和皮疹。体温多在38.5~41℃，最高可达42℃，多有畏寒，偶有寒战。恙螨幼虫叮咬处首先出现粉红色小丘疹，3~10毫米大小，其后逐渐变为水疱，水疱破裂后中心部位发生坏死，形成褐色或黑色焦痂，多为圆形或椭圆形。全身浅表淋巴结肿大是恙虫病常见的体征之一，焦痂或溃疡邻近的浅表淋巴结肿大较为明显。皮疹多出现在发病后 3~6 天，充血性斑丘疹多见，持续 3~7 天后逐渐消退。皮疹呈暗红色，压之褪色。

● 恙虫病的预防

做好个人防护：避免在草丛、灌木上晾晒衣被；田间劳作或野外作业时应穿戴长袖上衣、长裤、长靴、手套等，并在衣物连接处及皮肤裸露部位喷涂含邻苯二甲酸二甲酯或避蚊胺等成分的驱虫剂（如蚊不叮、驱蚊灵等），避免在草丛坐卧；野外作业后，及时拍打衣物，抖落附着的恙螨，防止叮咬。

做好灭鼠除螨工作：恙虫病多发地区可采取投放鼠药、布鼠夹等方式控制鼠密度；经常清除居住地、作业场所及道路两侧的杂草，填平坑洼，以增加日照，降低湿度，减少恙螨的生长繁殖。

做好个人健康监测：有恙螨叮咬史或野外活动史者，一旦出现发热、皮肤焦痂或溃疡、淋巴结肿大及皮疹等疑似症状或体征时，应及时到正规医疗机构就医，并主动告知医生相关暴露史。

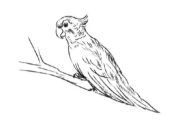

第二十案　美丽鹦鹉

两只鹦鹉差点儿让爷孙俩送命

岩海市小红花幼儿园。

周五下午放学前，幼儿园老师正在给孩子们布置下周的任务。

"小朋友们，这周末回家跟爸爸妈妈一起准备一个小动物，下周一上午来幼儿园的时候带过来。小动物可以是小猫小狗，也可以是小鱼小鸟。"

教室里十几个小朋友立刻像炸开了锅。

"老师，我家养了一只很大的金毛狗，可以带过来吗？"

"可以。"

"老师，我家有一只小乌龟，可以带来吗？"

"可以。"

"老师，我家养的小猫，还有很多小鱼，都要带来吗？"

"带一种来就可以。"

一个坐在教室最后一排的小男孩，怯生生地说："老师，我妈妈说小动物身上都有细菌，不能养。"

幼儿园老师一愣，很快找了个理由："只要提前给小动物打疫苗，每天给它洗澡，小动物就不会生病，也不会传染我们。所以，乐乐这周末回家跟妈妈商量一下，看带什么小动物过来，养小动物可以培养我们的耐心和爱心哦。"

放学之后，幼儿园老师又通过家长微信群把周末的任务通知了所有的家长。

傍晚，爷爷将乐乐接回家。回家的路上，乐乐跟爷爷说："爷爷，老师让我们带小动物去幼儿园，这周末你能给我买一只小鸟吗？我喜欢小鸟。"

"当然可以，明天我就带乖孙儿去花鸟市场上挑，那里的鸟非常多，各种各样的，乐乐喜欢什么就买什么。"

乐乐很高兴，但转眼又有些沮丧，说："可是妈妈不会让我养的，上次我捡了一只流浪狗回家，妈妈就把它送人了。"

"没关系，不告诉你妈妈，我们买回来之后养在爷爷家，你每天去爷爷家看。"

"好！"乐乐高兴得手舞足蹈。

当天晚上，乐乐妈妈想起今天幼儿园老师布置的作业，问乐乐："乐乐，今天幼儿园老师在群里发消息，让周一带小动物去幼儿园，你想带什么？"

"小鸟！"

"不行，小鸟身上有很多细菌。还是带一条小鱼吧，鱼相对干净一点儿，明天妈妈去市场上给你买一条回来。"

乐乐不高兴，眼巴巴地瞅着一旁的爷爷。

爷爷跟乐乐眨了眨眼，又对乐乐妈妈说："乐乐妈，明天我带乐乐去市场上买鱼，这事你就不用管了。"

第二天清晨，爷爷带着乐乐去了小区附近的清河苑花鸟市场。

因为是周末，花鸟市场里人山人海。有小商小贩来这里批发花鸟鱼虫的，但更多的是周围市民来这里闲逛的。市场里充斥着各种鸟的叫声，鲜花草木的香味儿中混合着鸟粪的臭味儿，与盆景水汽雾化装置形成的氤氲水汽混杂在一起。

爷爷带着乐乐直奔花鸟市场西头的一家店面。这家门面颇大，门前摆着各种花草，花草中间还有几个大笼子，里面养着很多品种的小鸟。店门上有一个大的牌匾——张永发花鸟批发。

"老板，我今天过来要给小孙子买两只鹦鹉。"乐乐爷爷在这里买过很多花草，跟老板张永发熟识。

老板送走一名批发花草的小贩之后，上来招呼乐乐爷爷："老李，今天带着孙子来啊，想要什么样的鹦鹉随便选。"

爷爷让乐乐自己选。开心的乐乐早已蹲在鸟笼旁，看了一会儿，指着其中两只黄绿色的鹦鹉说："我要这两个。"

"喜欢虎皮鹦鹉啊，好，我这就给你抓出来。"老板从大鸟笼里抓出乐乐选定的两只虎皮鹦鹉，又放进一个崭新的干净、精致的小鸟笼里。

乐乐很开心地将鸟笼捧在手里。

"老板，两只虎皮鹦鹉，再加上这个鸟笼多少钱?"乐乐爷爷准备付钱。

"都是老主顾了，就两只鹦鹉的钱，80块就行，鸟笼算我送你的。"

乐乐爷爷付了钱，又带着乐乐去卖小鱼的店面买了两条小鱼，才回了家。鱼放在乐乐自己家里，爷孙俩串好说辞，说这次去花鸟市场只买了两条小鱼。两只虎皮鹦鹉则养在爷爷奶奶家的阳台上。当然，关于两只鹦鹉，乐乐妈妈并不知道。

周一早晨，爷爷带着乐乐，还有两只虎皮鹦鹉去了幼儿园。

幼儿园里，小朋友们带来的动物五花八门，除了常见的猫、狗、小鱼、小鸟，还有宠物玉米蛇、蜥蜴、牛蛙这些不常见的冷血动物。

鲜红的玉米蛇把小朋友们都吓住了，没有人敢靠近。大部分小朋友都喜欢小猫小狗，乐乐带来的两只虎皮鹦鹉也很受欢迎。

有的小朋友想摸笼子里的虎皮鹦鹉，乐乐很大方地打开笼子门把小鸟抓出来，把两只虎皮鹦鹉放在小朋友们手中传看。等所有小朋友看了一圈，两只虎皮鹦鹉回到乐乐手中时，竟都奄奄一息。

两只虎皮鹦鹉被放回鸟笼之后，没过多久就死了。

傍晚，爷爷来幼儿园接乐乐，发现小孙子垂头丧气。乐乐手中的笼子里是两只已经死去的虎皮鹦鹉。

乐乐哭着抱怨："今天小朋友们要看鹦鹉，我就把鹦鹉抓出来，让他们摸了几下，之后鹦鹉就死了。"

爷爷心想，应该是小朋友们不小心用力过度，把鹦鹉捏死的吧。

爷爷安慰乐乐："没关系，爷爷再去给你买两只，这件事不要告诉你妈妈。"

乐乐破涕为笑，跟着爷爷又去花鸟市场买了两只模样差不多的虎皮鹦鹉，继续养在爷爷家的阳台上。

一个星期后，乐乐生病了，他开始发烧咳嗽。爷爷也不舒服，浑身无力，头晕脑涨，而且有些发烧。

爷孙俩同时生病，妈妈向幼儿园请了假，给乐乐吃了感冒药之后就去上班了。乐乐暂时由奶奶照顾。

乐乐所在的班级只有 12 个小朋友，如今周一上课，有 4 个小朋友同时向老师请假，而且家长们反映的症状都是感冒发烧。幼儿园老师感觉到异常。

老师心想，莫不是流感来了？不过现在是夏天，按照往年的惯例，这个时间手足口病会多一点儿，流感很少。

老师立刻给已经来幼儿园的另外 8 个小朋友量体温，发现其中有 2 个小朋友的体温也有些高，分别是 37.2 ℃和 37.6 ℃，感冒症状还不明显。

受过培训的幼儿园老师立刻将班级里的情况反映给园长，园长按照惯例以疑似流感病例集中暴发上报区疾控中心。

·病例发现与报告·

岩海市疾病预防控制中心，应急办公室。

青耕主任收到区疾控中心的报告：小红花幼儿园一个班发生流感样病例暴发，经区疾控中心采样检测排除流感，受区疾控中心检测项目限制，病因未明，相关标本已送往市疾控中心，请市疾控中心协助调查。

标本送到市疾控中心实验室，先做了呼吸道 9 项病原体筛查，结果都是阴性。看来是不常见的病原体。为了尽快查出病原体，实验室采用高通量测序技术，结果将在一天内出来。

与此同时，青耕主任抽调相关人员组成调查组，分头行动，李大白带领一组去往小红花幼儿园、谷小南带领二组去往市医院进行现场流行病学调查。

·现场流行病学调查·

小红花幼儿园内，李大白询问老师具体情况，包括发热儿童的发病时间、平日饮食起居情况、首例发热患者的情况、最近接触过的可疑物品等。

李大白从一系列信息中找到线索：幼儿园在一个星期前曾举行过小动物展览，展览上有鹦鹉死亡，鹦鹉所有者是本班的首发病例，其他发热的小朋友都曾接触过该鹦鹉。

李大白立刻把这个消息汇报给青耕主任。青耕主任推测病原体可能是鹦鹉热衣原体，通知实验室进行实时荧光 PCR 检测（聚合酶链反应），结果很快出来，确认是鹦鹉热衣原体。PCR 结果和高通量测序结果一致，可确认本次是由鹦鹉热衣原体引起的聚集性疫情。

青耕主任制定了病例定义，在小红花幼儿园及附近医院搜集相关病例。鹦鹉热衣原体经常引起家庭聚集性疫情，但像在幼儿园内出现聚集性疫情的情况非常少见，要尽快找到传染源，阻止疫情进一步扩散。

市医院内，谷小南带着调查组向接诊医生询问情况，查看相关病历档案，现场询问患者及家属流调问题。

首发病例李乐乐和爷爷都是重症肺炎，住在感染科的隔离病房里，乐乐妈妈和奶奶陪同。谷小南问乐乐妈妈："据幼儿园老师反映，一个星期前，乐乐曾带了两只鹦鹉去幼儿园？"

"没有啊，我给乐乐带的是小鱼。"乐乐妈妈一脸疑惑。

流调信息不一致，一定有一方说谎。

谷小南问乐乐："你那天带的鹦鹉还是小鱼？"

乐乐眼神闪烁，最后在妈妈的示意下说了实话："带了鹦鹉，爷爷给我买的，带去幼儿园的两只死了，又买了两只放在爷爷家阳台上。"

谷小南顺利从李爷爷口中得到鹦鹉来源的线索——清河苑花鸟市场。

调查组进入李爷爷的家调查。

李爷爷家的阳台上，果然养着两只虎皮鹦鹉。精致的鸟笼子里，两只鹦鹉无精打采。

李奶奶站在离阳台很远的地方，指着阳台上的鸟笼对谷小南说："就是那两只虎皮鹦鹉，之前死去的两只也是养在这个笼子里的。我每天还给他们清理鸟粪、加水、添食，如果真是鹦鹉的问题，怎么我没生病？"

谷小南戴着口罩手套凑近鸟笼子，一边观察一边跟李奶奶解释："即使有病原体，因为每个人的免疫力不同，感染机会也不同，鹦鹉热衣原体容易感染免疫力弱的老人和小孩。"

"我老伴儿上半年刚做过胃手术，小孙子前段时间也感冒了两个星期，爷孙俩身体都不太好，没想到养两只鸟，竟然差点儿丢了命。"

谷小南从阳台架子上取下鸟笼子，告诉李奶奶："这两只虎皮鹦鹉和鸟笼子我要都带走。"

李奶奶巴不得疾控的人把所有跟疾病有关的东西都带走，忙说："行！你想带走什么都可以，除了鸟笼子，我这里还有给鸟准备的鸟食，也全部给你。我家阳台上其他东西你看有什么需要带走检查的，尽管带！"

谷小南将鸟笼子用大号采样袋儿封好，又在阳台的各个角落采集了环境样品，之后用带来的消毒液对李奶奶家进行了消毒，完成所有事情之后又嘱咐了李奶奶几句关于预防人兽共患病的做法，才带着样品离开。

清河苑花鸟市场内，调查组找到"张永发花鸟批发"门面。

老板张永发正在招呼顾客。突然见到疾控一行人穿着防护服闯进来，店里的顾客被吓了一跳，议论纷纷。

李大白亮出工作证说："我们是市疾控中心的，现在怀疑这里跟一起鹦鹉热衣原体疫情暴发有关，需要对现场进行采样，请予以配合。"

"啥？鹦鹉热衣什么体？那是什么东西？很严重吗？"老板没听过鹦鹉热衣原体这个名词，但鹦鹉他见得多了。

李大白跟老板解释："鹦鹉热衣原体是引起鹦鹉热的病原体，鹦鹉热也就是俗称的鸟瘟或者是鸟疫。"

老板突然想起前几天自己店里大批死亡的鹦鹉，脸色有些发白，但想到还有很多顾客在这里，如果让顾客知道他的店里暴发了鸟瘟，还有谁愿意来买？

老板为自己辩解："我的店里没有鸟瘟，再说你们疾控不是只管人的事儿吗？怎么连鸟兽的事都要管了？"

李大白耐心解释："鹦鹉热是人兽共患病，根据我们之前的调查，怀疑幼儿园暴发的一起疫情跟你这里卖出的虎皮鹦鹉有关。根据相关规定，我们疾控要对你的店面进行全面调查。"

老板想起前几天处理过死鸟之后也感觉不舒服，自己随便吃了些家里的感冒药、抗生素，最近才好了一点儿。难道自己当时的症状跟死鸟有关？

老板先让店里的顾客都离开，等顾客都走了之后，他才跟疾控的人说："疾控的同志，你说的那个鹦鹉热都啥症状？"

"每个人的症状不相同，但初期都类似感冒的症状，后期会引起不同的并发症，主要是肺炎、脑膜炎等，严重的时候会死人。"

"有人死了吗？"老板惊问。

"目前还没有，但有两名重症肺炎病人。"

老板担心自己，他现在虽然感觉好了一点儿，但不排除反复的可能。于是，老板跟疾控的人说了实话："前段时间我店里是有很多鸟死了，昨天还死了两只。我在前两天也得了感冒，但是吃了感冒药、抗生素之后好多了，我这种情况是不是也是鹦鹉热？"

"不确定，我们要对你进行采血，带回实验室做过详细检查之后才能确定。"

这次老板非常配合，撸起袖子，伸出胳膊，说："现在就可以采血，还有我的店，你们想查什么就查什么。"

李大白拿起采血管给老板抽血，其他人对店里的鸟笼子还有周围环境进行常规采样。

抽完血，老板积极地反映情况："疾控的同志，我跟你们反映个情况，除了我的店，整个花鸟市场其他店里都有鸟死亡的情况，只是有轻有重而已。"

老板提供了一条重要线索。李大白立刻安排调查组的人分头行动，对花鸟市场的所有店面进行调查，重点采集有鸟类死亡的环境样本，以及了解相关接触人员的身体情况。

·实验室支持与病因推断·

相关标本采集完毕送往市疾控中心实验室，检测结果很快出来。

清河苑花鸟市场有死鸟的店铺中的鸟粪及周围环境样本中均检测到鹦鹉热衣原体。接触过死鸟的人群，包括老板张永发的血清中检测到鹦鹉热衣原体的抗体，证实他们曾经被感染。

李爷爷家阳台的鸟粪中检测到鹦鹉热衣原体。小红花幼儿园发病的4名小朋友的血液和痰液中鹦鹉热衣原体核酸阳性，证实本次疫情为鹦鹉热。李爷爷和李乐乐的血液和痰液中也检测到鹦鹉热衣原体核酸阳性，证实引起爷孙俩重症肺炎的罪魁祸首是鹦鹉热衣原体。

·结案报告·

李爷爷从清河苑花鸟市场给小孙子购买了两只鹦鹉带去幼儿园，鹦鹉携带鹦鹉热衣原体，导致李爷爷、李乐乐及多名幼儿感染，造成幼儿园鹦鹉热疫情暴发。本次鹦鹉热疫情同时波及清河苑花鸟市场的鸟类及相关接触人员。确认了此次疫情是人兽共患病鹦鹉热之后，医院对因治疗，病人状况好转，市疾控中心对清河苑花鸟市场的鸟类及周围环境进行消杀处理，消除传染源，切断传播途径，两星期内没有再出现新发病例，疫情被控制住。

✏️ **疾控提示**

● **什么是鹦鹉热**

鹦鹉热是人类、鸟类及一些哺乳动物感染鹦鹉热衣原体后引起的自然疫源性疾病。因为最早发现患这种疾病的患者跟饲养鹦鹉、金丝雀有关，故取名"鹦鹉热"，也被称为鸟疫、鸟热。鹦鹉热衣原体主要在各种鸟类之间传播和感染，偶然由带菌鸟类传染给人。人感染后通常表现为高热、恶寒、头痛、全身肌肉痛、咳嗽和肺部浸润性病变等症状。

● **什么是鹦鹉热的传染源及传播途径**

鹦鹉热的传染源为带菌或发病的鸟类或家禽。

鸟类可以通过饮用受污染的水、食用被粪便污染的谷物、被吸血的外寄生虫（如虱子、螨虫和苍蝇）叮咬和巢内传播等方式在彼此间传播鹦鹉热衣原体。人则是通过接触鸟禽类的排泄物或者渗出物感染。最普遍的感染形式就是吸入干燥排泄物的微粒。人们也可能因为触摸被感染的鸟的羽毛或组织而被传染。人接触鹦鹉热衣原体后一般在1~2周发病。人际传播十分少见。

● **人感染鹦鹉热后的症状**

人群普遍易感，病后免疫短暂且不完全，可重复染病，多发生在与家禽、鸟类直接接触或从事相关职业的人群中。鹦鹉热的部分症状与新冠、流感等呼吸道疾病的症状较为相似，人感染后多为急性起病，表现出高热、寒战、全身不适、疲惫无力、纳差等症状，少数缓慢起病。剧烈的头痛和全身肌肉疼痛是常见的症状。严重患者可并发肺炎、心肌炎、心内膜炎、肺水肿等，部分病例可导致重症或者死亡。

● **鹦鹉热的预防**

饲养鹦鹉等宠物鸟类时，应该从正规途径购买，不要饲养来历不明、未经检疫的鸟类。

在家饲养鹦鹉等宠物鸟类时注意环境安全，当处理鸟粪或鸟粪污染的台面时，应佩戴口罩和手套，清洗前先用水或消毒液覆盖表面，清洗中避免吸入扬起的尘埃，清洗后用洗手液或肥皂彻底洗手。家中有体弱的老人、儿童或者免疫力低下者时，尽量不饲养鸟类作为宠物。

当出现相关症状就诊时，应告知医生鹦鹉或其他鸟类饲养史，便于及时确诊和治疗。一旦发生疫情，应对患者、病禽隔离治疗，应对感染场所房舍，以及患者、病禽的分泌物、排泄物进行彻底消毒。

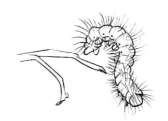

第二十一案　春风送痒

春风起，尘土扬，树下行人身上痒

岩海市四季分明，春天多风干燥，夏天闷热多雨，秋天气温凉爽，冬天雨雪均匀。

今年的岩海市进入阳历 5 月之后，却不似以往这个季节该有的特点，格外干燥炎热，已经连续半个多月滴雨未下。异常的天气让人烦躁，知了也早早爬上树梢，鸣叫个不停。

郊区农田里的庄稼被太阳晒得发蔫，市区道路两旁树木的叶子也因为干旱开始发皱发卷，阵风吹过卷起马路上的尘土。

树上蝉儿鸣，路上尘满天。

园林局绿化队的洒水车不停地给绿化带里的草木浇水，给路面喷湿，但依然缓解不了旱情。

"五一"小长假结束，人们陆续返回岗位工作，岩海市各大中小学也开始上课。

与海边仅有一条滨海公路相隔的滨海路小学操场上，二年级 3 班和三年级 4 班的小学生正在上体育课。

上午 10 点多，太阳光已经非常强烈，两位体育老师将两个班级的学生们集中在操场的大榕树下。

操场地面铺着塑胶跑道，操场中央种植着大片绿化草坪。操场靠近教学楼的地方有 4 棵小叶榕树，每一棵都有七八米高，有庞大的树冠，树冠下是悬在半空中的气生根，密密麻麻地像一道道帘子。

4 棵小叶榕树的树冠连在一起，站在树下仰望，遮天蔽日。

此时，树荫下是操场上唯一凉快的地方。

小学生们的体育课在树荫下进行。课前热身运动之后开始正式教学内容。这次体育课安排的内容是篮球传递，小学生们被分成几组，在树荫下沿着直线距离拍球、传球。

十几分钟后，有小学生累得气喘吁吁、汗流浃背。两位年轻的体育老师在一旁感叹："现在小学生的体质要加强，才练了十几分钟就开始喊累。"

"现在的孩子都是父母手心里的宝，尤其有些家长生怕孩子累着，不让孩子干活，也不给孩子参加体育锻炼，这样很不好。不过今天天气是热，我都觉得不太舒服，要不让学生们先休息一下？"

"还没到中场休息的时间，再练一会儿。"

两位体育老师站在队伍旁监督学生们的运球动作，时不时提醒纠正一番。

突然，队伍中有学生尖叫："啊！疼！"

学生和老师们的目光都被吸引过去，只见队伍中一个小男生捂着胳膊大声喊疼。

两位体育老师心中咯噔一下，莫不是受伤了？

他们急忙冲到喊疼的小男生身旁，一边一个，急声问："哪里疼？怎么个疼法？"

"胳膊疼，脖子也疼，又疼又痒……"小男生一边说，一边嚎啕大哭。

其中一位体育老师尝试活动小男生的胳膊，活动不受限，应该不是骨头受伤，再仔细观察小男生的胳膊和脖子，发现皮肤上有抓痕，还有很多红点。

小男生一边哭一边忍不住使劲儿抓有红点处的皮肤。皮肤越抓越红，红点处很快出现水疱，而且水疱越挠越大，眼见有被抓破的趋势。

"看着像过敏，以前有学生对花粉过敏就是这个样子，浑身起红点还起水疱。"另一位体育老师抓住小男生的手，"别抓，再抓皮都破了，先忍一下，我送你去医务室。"

体育老师抱起小男孩往医务室狂奔，还没跑远，树荫下的小学生中又有人喊叫出声，而且这次不止一两个人。

"我胳膊也疼。"

"我手疼。"

"我的脸又疼又痒。"

"我眼睛疼。"

小学生中有人挠着胳膊，有人挠着手，有人捂着眼睛，有人捂着脸。

留下的那位体育老师心更慌了，难道刚才的病还传染？体育老师被学生们这一闹，也觉得不舒服起来，胳膊、脸、脖子、前胸、后背……全身很多地方感觉刺痒难耐。

现在这个情况，课也不能上了，体育老师对学生们下令："同学们跟我排好队，大家一起去校医务室。"

滨海路小学，校医务室。老校医看着一群小学生呼啦啦地涌入，一脸惊愕，这么多学生都病了？

"都哪里不舒服？"老校医站起身，望着眼前的一群小不点儿，开口问。

几十个学生挤在校医务室里，你一言我一语像炸开了锅，根本听不清他们在说什么。

在体育老师的帮助下，几十个学生排成一队，老校医给学生们一一检查。

检查过几个之后，他发现这些学生都是突然起病，患处奇痒难耐，有的学生还有轻微辣痛感，抓挠之后皮肤出现淡红色斑块和丘疹，有的出现风疹团。这些都是皮炎症状，皮炎主要发生在头颈部、上肢体表暴露部位，有的学生皮炎范围蔓延到胸腹部。

老校医的脸色越来越沉重，又检查了十几个学生，发现他们的症状基本类似。

"这么多人同时生病，不会是传染病吧？"其中一位体育老师挠着自己的胳膊担心地问老校医。

"我看看你的胳膊。"老校医发现体育老师的异常，让他把胳膊伸过来检查。

老师的胳膊上也有跟学生类似的皮炎症状，红斑、丘疹。

一般儿童会对多种东西过敏，随着身体的发育，免疫系统健全，成年后过敏的东西就会变少。可是眼前身体非常好的体育老师也出现皮炎症状，老校医开始怀疑自己之前的推断。

难道不是过敏，是传染病？老校医和体育老师都对此怀疑。

突然，排在校医务室门外的一个小女孩双手捂着脖子摔倒在地。

站在她后面的一个戴眼镜的小男生害怕得大喊："张小兰晕倒啦！"

老校医冲出校医务室，就看到一个小女孩倒在地上，双手捂着脖子，脸色发紫，喉咙里发出鸡鸣一样的声音。

"不好，她发生了窒息！"老校医急忙把小女孩抱到医务室内的病床上，从抽屉里找到治哮喘的喷雾，对着小女孩的口腔连喷两下，症状没有缓解，又从柜子里找到一支装满药水的注射器，给小女孩静脉推注。

小女孩喉咙间的鸡鸣声不那么尖锐了，但面色依然发紫，窒息症状虽有缓解，但她看起来还是很难受。

老校医已经束手无策了，既找不到过敏的原因，治疗的效果也不明显，再这么拖下去，其他孩子或许没事，但眼前这个已发生过敏性窒息哮喘的小女孩会有危险。

"快打120，送医院！"

·病例发现与报告·

岩海市疾病预防控制中心，应急办公室。

青耕主任接到学校的报告，滨海路小学多名学生发生皮炎类疾病，疑似有传染性，传染源不明，请市疾控中心协助调查。

青耕主任立即抽调相关人员组成调查队，调查队分成两组，第一组去往发病学生就诊的医院，第二组去往事发学校。

·现场流行病学调查·

区医院，急诊科，李大白带着第一调查组到达急诊室，发现这里人满为患。

调查队员问接诊医生具体情况，医生说："最近除了滨海路小学送来的发病学生，还有很多来就诊的市民，症状主要表现为初起突发性瘙痒，抓痒后呈红色丘疹，丘疹中央有一虫叮状针头大小的深红色小点或小水疱，有不同程度的痒感，病灶愈合后留下浅褐色斑。无发热、咳嗽和腹泻等症状。发病持续时间长，有的患者反复发作。滨海路小学送来的张小兰经过对症治疗，情况已经稳定下来，但过敏原未明。"

李大白在病房里找到张小兰的妈妈，询问张小兰发病前的情况。

张小兰的妈妈抹着眼泪说："我家小兰平时身体一直很好，从来没得过哮喘，也没什么过敏的东西，医生说的海鲜、花粉、花生过敏之类的都不存在。这次不知道怎么回事，早晨送她去上学时还好好的，中午就接到学校电话说小孩子重病被送到医院了。"

李大白观察病床上熟睡的张小兰，发现她露在外面的胳膊上有几个小红点，脖子上也有，有的地方红点连接成片，像风团疹的样子。仅从皮肤症状上来看，她跟急诊室里的患者一样，有皮炎症状。

李大白推测，引起张小兰哮喘性窒息的过敏原，可能跟引起急诊室里那些人皮疹的过敏原一样。每个人对相同的过敏原的反应程度不一样，张小兰的反应严重一些，其他人的症状轻一些。

调查组成员又查询了区医院最近的就诊资料，发现近期有类似皮炎症状的患者的年龄、职业、居住地无明显偏好，推测过敏原应该是大家都能接触到的，可能存在于空气、水这些公共环境中。

李大白收集了有典型皮炎症状患者的血、尿、唾液等标本送往市疾控中心实验室。

岩海市，滨海路小学，谷小南带着第二调查组在校园内进行调查。

校领导、校医、体育课事件的老师等都仔细回答了调查组的询问。

谷小南问："在体育课事件发生之前，学校里有没有类似病例发生过？"

"有，不多，零星的几个都是三年级 2 班和 3 班的学生。"

"这两个班级的教室在哪里？"谷小南追问。

校领导抬手指着身旁的教学楼说："这栋楼的二楼中间的两个教室，就分别是三年级 2 班和 3 班。"

谷小南沿着楼梯上到二楼，走到其中一间教室门口，里面的学生正在上课。透过敞开的大门和窗户，可以清楚地看到外面操场上的景象，4 棵小叶榕树中的一棵正挡在窗口。

微风吹过，一阵尘土夹杂树叶的气味钻进鼻孔，谷小南忍不住打了个喷嚏。

老校医和体育老师也跟在谷小南身后，老校医说："今天下午，这两个班级又有几名学生出现皮炎症状，虽然整个学校的师生或多或少都有点类似的症状，但这两个班级发病的学生格外多。"

体育老师跟谷小南反映："当时我带的班级上体育课的时候，就在这 4 棵榕树下。"

谷小南盯着窗外小叶榕树巨大的树冠，皱了皱眉头，对调查组的其他成员说："你们重点对三年级 2 班和 3 班的教室进行采样，小李跟我下去看看这几棵小叶榕树。"

操场上，榕树下，谷小南抬头望着榕树树冠。

最近天气干旱，4 棵榕树的叶子发卷，树下有不少掉落的枯黄叶子和虫子尸体。

谷小南低头查看地上的落叶，发现大部分叶子上有被虫子啃咬的痕迹，落叶中还有不少黄褐色的毛毛虫。

"桑毛虫？"谷小南打开采样箱，将地上的桑毛虫小心地捡起来放进采样袋，同时还收集了虫蛹和树下的泥土等样本。

调查组的小李在一旁辅助，同时跟谷小南讨论："我以前见过这种毛虫，小时候去植物园不小心碰到过，浑身带毒，被它碰一下，身上能难受好几天。这次疫情会不会跟这种毛虫有关？"

"很有可能。有毒的毛虫有很多种，在岩海市流行的就不下十几种。从形态上看，像某种黄毒蛾的幼虫。"

老校医和体育老师一直跟在旁边，看着疾控一行人的一举一动。见他们在收集毛虫，老校医忍不住问："你们怀疑是这些毛虫引起学生们发病的？"

谷小南说："很有可能。毒毛虫体内有毒腺，一旦被毒毛刺破皮肤，患者就会出现红疹、丘疹、风团疹之类的皮炎症状，如果毒毛进入眼睛会引起结膜炎或角膜炎，如果吸入肺里就可能引发哮喘，这些都能解释目前患者的症状。"

老校医虽然认同谷小南的说法，但还是有疑问："以前也见过沾染毒毛虫的患者，但从来没见过这么大规模发病的。学校里这4棵大榕树以前也长过毛虫，但学生们之前也没事儿。"

"以前树上的毛虫有这么多吗？"

"那倒没有，今年天气干旱，树叶一直发蔫儿，毛虫长了不少。"

谷小南跟调查组其他成员说："今年气候反常，特别干旱，小学里这4棵大榕树如此，市里其他地方估计也会出现这种情况，这也就能解释为什么医院接诊的皮炎患者会突然增加。"

谷小南收好采样箱，离开的时候嘱咐老校医和体育老师："找学校后勤给这几棵榕树和校园里其他树木喷洒药物灭虫，通知师生们尽量不要靠近树木，尤其是这4棵小叶榕树。"

·实验室支持与病因推断·

岩海市疾病预防控制中心实验室，显微镜下，滨海路小学教室里的尘埃、校园榕树下的泥土里发现了大量1~2毫米的短刺，经对比确定这些短刺正是毛虫身上的毒毛。榕树下采集的虫蛹经培养化蝶后鉴定为弧星黄毒蛾。滨海路小学皮炎疫情的元凶被找到。

　　青耕主任根据现场调查和实验室结果制定了病例定义：入夏以来，皮肤出现无其他原因可解释的红色丘疹伴瘙痒者。在全市范围内，利用医院网络系统进行搜索，发现大量病例，并绘制出患者居住地及经常活动地点的分布图。

　　根据分布图，青耕主任划出几个重点区域，将分布图发给各个县、区的疾控中心，让他们去分布图中的重点区域查看当地的绿化带树林中是否存在毒毛虫。消息很快反馈回来，这些区域的确有毒毛虫存在。

　　青耕主任又将分布图交给市园林局绿化队，协商之后由绿化队负责这些地方的药物喷洒灭虫工作。与此同时，疾控网站发布了毒毛虫疫情公告，建议大家外出时穿长裤长袖，佩戴口罩、帽子，尽量避免裸露皮肤，以防止被毒毛虫的毒毛刺激。

　　一个星期后，经过喷洒农药灭虫，加上民众外出时主动防护，毒毛虫引起的皮炎病例明显下降。

·结案报告·

　　岩海市入夏以来，天气一直干燥，市内绿化带及多处公园树林内的树木上繁殖有大量弧星黄毒蛾的幼虫——毒毛虫。时值毒毛虫脱毛蜕皮化蛹阶段，不时从树上爬下或掉落。毒毛虫的毒毛随风飘散在空气中，一旦沾在皮肤上便会产生毛虫性皮炎。

　　滨海路小学操场上有 4 棵小叶榕树，每棵树高约 8 米，枝叶繁茂，树上有许多毒毛虫。师生们经过榕树下时，被毒毛虫的毒毛刺激，产生皮炎症状，有学生将毒毛吸入肺内产生哮喘性窒息，个别学生眼睛接触到毒毛产生结膜炎和角膜炎。三年级 2 班和 3 班的教室窗口正对小叶榕树的树冠，在风力作用下毒毛虫的毒毛被带入教室，致使这两个班的发病率较其他班级明显增高。

　　经过市园林局对市内绿化带树木喷洒药物灭虫和警示市民外出注意防护，毒毛虫引起的毛虫皮炎疫情被控制住。

✏ **疾控提示**

● **什么是毛虫皮炎**

毛虫的长毛进入皮肤后，其毒液引起的瘙痒性、炎症性皮肤病称为毛虫皮炎。常见的致病毛虫有桑毛虫、松毛虫和刺毛虫等。毛虫身上的长毛有毒，也叫"毒毛"。毒毛中心有一个与虫体毒腺相通的管道，内含几肽、脂酶和其他多肽物质的黄色液体。毒毛很容易脱落，随风飘扬，一旦触及便可刺入皮肤。毒毛刺入皮肤后，经历十多分钟到几小时的潜伏期，局部皮肤开始巨痒，随即出现绿豆或黄豆大小的鲜红色、水肿性斑丘疹、丘疱疹、斑疹或风团，严重者可出现恶心、呕吐及关节炎。毒毛如果刺入眼睛，会发生结膜炎、角膜炎。毒毛如果被吸入鼻腔和肺里，会发生哮喘、支气管炎。

● **毛虫皮炎的预防**

居民若发现毒蛾幼虫（毒毛虫）应及时报告居委会或物业。

园林绿化部门及居民小区应定期开展毒毛虫专项排查，发现毒毛虫，可采用常量喷雾器或高压水枪对树底地面、树干、树冠全面杀虫。

在毛虫活动季节，建议居民不要将被子和衣物等晾晒到树下，以免沾染到毒毛。

在夏秋季节的干燥、大风天气，户外活动时可穿长衣长裤防护，避免在有毛虫的树下活动。

在有毛虫的环境作业时不要位于下风向。

● **毛虫皮炎的日常护理**

如果有毛虫落在身上，不能直接用手去捏，也不要乱拍打，以防被刺伤，应轻轻抖掉。皮肤上若沾有毒毛，可以用胶布粘掉。如果被毛虫蜇伤，应避免用手抓挠，因为抓挠会使红肿范围增大，皮肤也会疼痒难忍，应使用肥皂水或小苏打水等弱碱性溶液冲洗伤口，还可以用1%薄荷炉甘石洗剂及糖皮质激素类药膏涂抹，必要时可口服抗过敏药物。

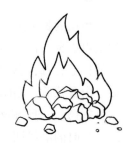

第二十二案　无法呼吸

烧了一车来历不明的煤炭，村里有人开始皮肤溃烂无法呼吸

岩海市凤凰山景区。

凤凰山海拔不高，风景优美，是岩海市最有名的山。几年前，凤凰山被开发成景区，附近山民也得到实惠，宽阔的马路修到山脚下，之前泥泞的山路也变成了石板路。

凤凰山上有一个凤凰村，当地村民有自己上山的小路。景区规划时，村民们在山上的宅子都没动，几栋青砖红瓦的房子掩映在树林中，也是一道风景。

虽然山上村民家中早已通上水电，但一到冬季，村民们还是有烧木头、烧煤的习惯。山上昼夜温差大，尤其是冬天，温度要比山下低上好几度。凤凰村的村民们在山上盖房子时，都建有火墙，到了冬天，升起炉子，既能烧水做饭，又能利用炉灶加热火墙，让屋里保持温暖。

秋天，村民都会备好过冬用的柴火。以往的时候，村民们会在山上捡一些枯老树枝当柴火用，但自从凤凰山被划为景区管理之后，山上的树木都变成受保护资源，不能再随便砍，捡来的枯树枝也只够引火用。所以，住在山上的村民都要在过冬前备好成百上千斤的煤炭。

凤凰山上又下起了大雪，山溪旁的李建国一家只有两个人住在这里。李建国和老婆张翠今年都50多岁，唯一的儿子在隔壁省读大学，只有寒暑假才回来。跟所有住在山上的人家一样，李建国早晨起来的第一件事就是给炉子填煤。

晚上睡觉前虽然给炉子加满了煤封上了盖儿，但经过一晚上，煤也烧得差不多了，添上新煤，有煤烟冒出，炉子就又热起来。新煤开始燃烧，拿掉炉子盖儿，李建国将灌满凉水的水壶放上，先烧点热水洗漱。

"翠儿，你看外面的雪，下得比上次还厚，这次要全化掉估计得两三天时间。"李建国望向窗外，跟床上的老婆说话。

老婆张翠最近几天不舒服，一向早起的她接连睡了三天懒觉。

"咳咳咳！"张翠咳嗽了几声，努力稳住呼吸之后才起身。拉开窗帘，玻璃上结满霜花，透过窗玻璃边缘可以看到外面白茫茫一片。张翠穿好衣服，打开窗户透气，一股冷风吹进屋里。

张翠又是一阵剧烈的咳嗽。

李建国本来在厨房捣鼓煤炉子做早饭，听到咳嗽声赶到卧室。见窗户大敞着，立刻关上窗说："你身体不好，怎么把窗户打开了？"

张翠还在咳嗽，这次比之前咳得都厉害，因为憋气，脸色潮红。李建国给老婆拍背顺气。过了几秒，张翠的咳嗽症状缓解，说："憋得慌，喘不上气，开窗通通风。"

李建国很担心老婆的身体，说："是不是晚上炉子漏烟被呛着了？"

张翠摇头说："倒没闻到烟味儿，就是感觉闷，已经有一段时间了。"

李建国也觉得可能不是炉子的问题。今年冬天起炉子之前，他把所有的管道都修整了一遍，应该不会存在漏烟的情况。晚上封炉子的时候也不是全封，而且烧炉子的厨房跟卧室之间的门平时都关着，应该也不会是一氧化碳中毒。

张翠把窗户又打开说："还是多透透气，闷了一晚上，屋里都是味儿。"

冷风灌进屋里，李建国打了个寒战，他随手拿起一件外套给老婆披上："天冷，小心感冒。"

张翠虽然身上难受，但心里很暖，老公对她的关心细致入微。"可能就是小感冒，不碍事，我去做早饭。"张翠说。

"你别动，好好休息，早饭我来做。"李建国去厨房忙活。

刚下过雪，空气清新，缕缕炊烟在山中各处升起，凛冽的空气中混合着烟火味儿。

张翠最近总是感觉闷，就算打开窗户呼吸新鲜空气也不能缓解。胸闷之余，还开始头疼。她从抽屉里拿出体温计，放到腋下量体温。5分钟后，拿出体温计，36.8℃，体温正常，没发烧，也没流鼻涕，嗓子也不疼，感冒的症状都没有。

不是感冒，那头疼胸闷是怎么了？

张翠和衣躺下，准备再休息会儿，或许能好受一点儿。重新躺进被窝，不过两分钟，她突然觉得浑身痒得厉害，开始抓挠发痒的地方，可是越抓越痒，尤其是脖子和胳膊。

起身照镜子，张翠发现脖子、胳膊上长出许多小疱，刚才一阵抓挠，很多小疱已经被抓破，有液体从破溃处流出。

皮肤病？咋会得皮肤病呢？张翠心里慌张又纳闷。虽然是山里人，但她一直注意卫生，三天前刚洗过澡。

李建国在半个月前已经出现全身瘙痒的症状，嘴巴周围、脖子、手臂、大腿根周围尤其痒得厉害。当时从山下药店买了几支药膏，涂了之后症状缓解了一点儿，但时好时坏。

李建国找到药膏给老婆涂上，心里犯嘀咕，两口子咋都得了皮肤病，不会是传染的吧？

吃完早饭，李建国收拾好厨房，回卧室看老婆的情况。床上的情形把李建国吓了一跳，老婆张翠侧躺在床上，满脸血迹，枕头、枕巾、被子上也是血迹斑斑。

"天啊——翠儿，你是咋了？"李建国被吓掉了魂，慌忙摇晃张翠。

张翠悠悠转醒，刚要张嘴说话，却剧烈咳嗽起来。李建国将人扶起，拍背顺气。突然，一口鲜血从张翠嘴里喷出来，血迹喷在被子上，颜色暗沉。

"没法喘气……闷……去医院！"张翠断断续续说出这几个字。她实在太难受了，就算拼尽全力呼吸，还是感觉憋闷，就像有一双无形的手遏住她的脖子。

市医院，急诊科，张翠正在接受检查，李建国陪同在旁，面色焦急。

急诊医生是一位30来岁的年轻男大夫，按照流程问诊听诊。"听着问题不大，等一下去拍个肺片。"医生开始在电脑上开单子。

李建国一听急了，说："医生，怎么会没事？我老伴儿刚才都咯血了。"

"那不是咯血。"急诊医生纠正，"估计是鼻血回流造成的呛咳。"

"可是她不仅流鼻血，还胸闷得难受。"李建国对医生看不出原因就让拍片子感觉不满。

"所以才让你们先拍片，这样才能找到原因。"

李建国准备去交钱拍片，临出诊室之前，他又折回来，伸出胳膊在医生面前，说："医生，我胳膊和身上起了很多这种红点儿，我老婆身上也有，这会不会是传染？"

急诊医生检查李建国，发现果然如他所说，脖子、手臂上有很多小疱疹，有的已经破溃结痂，手掌皮肤角质化严重，手背上有许多突起的绿豆粒大小的硬结节。再检查张翠，她身上也有小疱疹，脖子和手臂上的毛囊炎症状明显，手上也有许多绿豆粒大小的硬颗粒。再检查指甲，竟发现夫妻俩的指甲上都有米白色的横纹。

正常人的指甲有粉色光亮，偶尔也会出现异常的条纹，但像这种米白色的横纹罕见。一旦出现这种横纹，表示可能出现某些特定疾病。

急诊医生眉头微皱，问："你们在哪里工作？是不是药厂或矿场？"

李建国夫妇觉得莫名其妙，他们的工作跟这次生病有关吗？

"我家在凤凰山上，种茶园。"李建国解释说，"从没去过药厂和矿场。"

"有吃过什么特殊的中药吗？"急诊医生追问。

"没有。"张翠突然想起什么，"哦，对了，之前喝过板蓝根冲剂，在镇上药店买的，这个算么？"

急诊医生摇头，板蓝根冲剂跟眼前的症状无关。年轻医生拿不准自己的推断，拿起手机打电话："主任，我这里正接诊两名特殊病例，需要您过来会诊。"

很快，一位头发灰白的男医生走进诊室，又是一遍检查。夫妻两人心惊胆战，年轻医生不能确诊，让个年纪大的主任医生来，看来果然是疑难杂症。

"双手向前伸直。"主任医生命令道。

夫妻俩照做，本来平稳的双手此时竟都微微发颤。

检查过后，两名医生目光相对，异口同声："砷中毒！"

"砷中毒？啥是砷中毒？"李建国一头雾水。

"砷中毒就是砷元素引起的中毒，最常见的是三氧化二砷，也就是砒霜。"年轻医生解释。

"砒霜？！你是说我们两口子被人下毒了？"张翠惊问。这不可能啊，他们夫妻俩平时为人和善，没得罪什么人。

"也不是。"主任医生解释，"很多外环境都有砷元素存在，比如某些特定矿场、某些制药企业，有些区域的地下水也含高剂量的砷。"

夫妻俩越听越糊涂，不管外环境怎样，他们一直生活在凤凰山上，咋就会中毒呢？

"医生，你确定我们俩是那个什么砷中毒？"

"症状很像，你们手上的硬结节是砷疗，指甲上的米白横纹是砷中毒的典型症状，不过要确诊，还要做砷元素测定。我先给你们开个单子，做一下尿中砷元素含量检测。"

"那还拍肺片吗？"

"肺片还要拍，除此之外还要查血和肝功能，砷中毒会引起全身性症状，要检查得全面一些。"

医院检验科的结果很快出来，李建国尿中砷元素含量为 15.71 微摩尔／升，张翠尿中砷元素含量为 12.71 微摩尔／升，均超出卫生标准 1.74 微摩尔／升，夫妻二人砷中毒确诊。

·病例发现与报告·

岩海市疾病预防控制中心，应急办公室。

青耕主任收到区疾控中心的报告：市医院近期收治 4 名砷中毒患者，皆为凤凰村村民，疑似集体性砷中毒事件，毒物来源不明，请市疾控中心协助调查。

青耕主任抽调相关人员组成调查组，分别前往市医院和凤凰村进行现场调查。

·现场流行病学调查·

市医院，调查组调看病历档案，询问接诊医生、患者及家属相关情况。

李大白第一次见到砷中毒真实患者的样子，跟书上的图片还是有所不同，4 名患者皮肤上都有米粒样的颗粒，指甲上也都有米白色的横纹。患者张翠因为流鼻血，左鼻孔还塞着一团棉花。

李大白开始流调经典的灵魂三问：从哪来？到哪去？接触过什么？之后总结出 4 名患者的流行病学史。4 人皆是凤凰村村民，自入冬以来活动范围就局限于凤凰山上，偶尔会去山下集市购买一些生活日用品。村民职业皆是茶农，近期都没有给茶园喷洒农药的行为。凤凰山附近也没有金属冶炼厂，未接触过跟砷元素相关的制造业，但在日常生活用品中，不排除有含砷的搪瓷制品。日常用水来源于自家深水井。患者家中有烧煤的习惯。进入秋冬季，4 名患者都曾有过头疼脑热的症状，吃过药，但药的种类不尽相同。

单从刚才询问到的流调资料来看，很多常见的砷中毒因素可以排除，但也有不少其他线索。接下来要做的就是去患者家里实地勘察，这也是现场流调最重要的环节。青耕主任制定了病例定义，现场调查的同时在凤凰村及周围医院进行相关病例搜索。

凤凰山上凤凰村，因为刚下过大雪，通往凤凰村的路异常难走。调查组下车步行，拎着采样箱、空气采样器等现场采样工具，踩着被积雪覆盖的青石板路，一步一步走到半山腰的凤凰村。

现场流调最重要的目标是 4 名患者的家及周围环境，凤凰村其他村民家也都在检查范围内。

悬崖边，李建国的家，院子里的积雪没有清扫，只留下几行杂乱的脚印。除了 5 间主屋，还有东、西厢房各 2 间，夫妻俩住在这里，空间非常宽阔。

现场外环境采样的三大要素是空气、水和土壤。采集方法是多点分布采集土壤，用空气采样器采集空气，对深井饮用水采样。

村干部介绍说："我们凤凰村现在家家户户都有井，这种深水井是 5 年前村里请施工队统一来钻的，以前也用过自来水，但地势太高水压不行，后来在山顶建了自来水池子，又因为引水太麻烦，所以都改成了深井水。要是这水有问题，那么前几年村里人就会出事。"

"很多中毒都有累积效应，我们不能放过任何一个线索。"李大白合上电闸，深井里抽上来的地下水冒着一股热气，井水从管子里泵出，流入旁边的水池子，氤氲的水雾飘散起来。采集完水样，李大白进入厨房，谷小南正围着已经熄灭的煤炉子查看。

"会不会是煤的问题？"谷小南发表自己的意见，"我看李建国后院棚子里储存了很多煤，按照村干部的说法，凤凰村家家户户都烧煤，村民们生病很有可能跟燃煤有关。不过村干部也说了，他们村烧煤的历史悠久，以前不发病，为什么今年就突然有村民发病？这可能跟煤的来源有关，所以要问清楚今年过冬的煤是从哪里购买的。"

李大白说："燃煤型砷中毒不是有明显的地方性吗？"

"是有地方性，在我国主要发生在贵州、陕西等省份，发生这种砷中毒跟当地燃烧的煤中砷元素含量超标有关，而且这些砷元素含量超标的煤大多出自当地。如果万一有这种不合格的煤被运到咱们这儿，又被村民们购买燃烧使用，那发生砷中毒的可能性就非常大。"

李大白和谷小南的想法不谋而合。通过询问村民发现，以前村民都是从隔壁县煤场拉煤，而今年部分村民从一个外地小贩那里购买了一卡车便宜的煤。

青耕主任说："采集一些煤炭和煤灰标本，还有，把厨房周围的灰尘也都采集一点儿。"

厨房家具上的灰尘大都是煤炉燃烧沉降的粉尘，长期生活在这里的人会吸入大量这种粉尘，采集这些粉尘标本进行检测也很有意义。

·实验室支持与病因推断·

相关标本送到疾控中心实验室，结果很快出来，凤凰村部分村民家中存放的煤中砷含量超标，为高砷煤，部分村民家中煤炉燃烧沉降的粉尘及空气中的砷含量超标，部分村民尿砷超标。

凤凰村多名村民砷中毒的原因查清。通过追查高砷煤来源，封存已有高砷煤，疫情被控制住。

·结案报告·

凤凰村村民集体购买了一批煤，煤中含高浓度砷，冬季使用过程中发生集体燃煤型砷中毒。通过封存处理高砷煤、对村民进行驱砷治疗、科普砷中毒相关知识，凤凰村无新发砷中毒病例出现。

✏️ 疾控提示

● 什么是地方性砷中毒

地方性砷中毒简称"地砷病"，是居住在特定地理环境条件下的居民，长期通过饮水、空气或食物摄入过量无机砷而引起的以皮肤色素沉着、皮肤色素脱失及掌跖皮肤角化为主要临床表现的全身性慢性中毒性疾病，是一种生物地球化学性疾病。

● 地方性砷中毒的类型及临床表现

地方性砷中毒主要分为饮水型砷中毒和燃煤污染型砷中毒。饮水型砷中毒：主要是居民长期饮用砷浓度较高的水而引起的慢性砷中毒。燃煤污染型砷中毒：指当地居民敞灶取暖、做饭、煮饲料、烘烤食物，燃烧高砷煤逸出大量烟尘，致使燃煤排放砷化物严重污染室内空气和储存的食物，人体长期摄入过量砷引起砷中毒。

砷中毒临床体征较为复杂，以皮肤病变为主，表现为手、脚掌面角化、胸背部皮肤色素沉着和色素脱失。病情加重时，掌跖角化物出现糜烂、溃疡、疼痛；躯体角化物或色素斑黑变，表面毛糙、糜烂、溃疡、疼痛，以及周围皮肤红晕，可引发皮肤癌。除致皮肤改变外，长期砷慢性中毒可引起人体各器官发生严重病变，以呼吸、消化系统发病率最高。

● 地方性砷中毒的预防及治疗措施

在水砷超标的地区开展改水降砷工作，寻找低砷水源代替高砷水，不饮用高砷水；在煤砷超标的地区开展改炉改灶工作，避免煤烟泄漏，不敞炉敞灶燃烧高砷煤，不食用高砷煤烘烤的食物。目前，没有治疗慢性砷中毒的特异性药物。切断砷源是防治砷中毒的根本措施，然后进行驱砷及对症治疗。

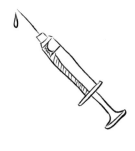

第二十三案 病由心生

一次集体疫苗接种让由心而生的病在小学生群体中蔓延

岩海市云台县小马镇中心小学，学校的大操场内，几百个学生正在排队注射疫苗。

操场上按顺序排列着 8 张大方桌，桌子旁有几名给学生打疫苗的工作人员。工作人员都穿着白大褂，在操场的绿色塑胶地面上甚是显眼。几百个学生分成几队排在方桌前。

因为是初秋季节，上午太阳高照，操场上的温度不低，学生们大多只穿了一件长袖 T 恤，有的披了个外套，有些不怕冷的学生只穿着短袖衣衫。

注射疫苗的工作人员训练有素、有条不紊，消毒、扎针、下一个……

疫苗接种工作从上午 8 点 30 分开始，过去了近 40 分钟，现在是上午 9 点 10 分。

一个低年级的小姑娘，穿着花格子衬衫，扎着马尾辫，神色紧张地站在队伍中。前面还有两个同学，第三个就能轮到她。

一个穿着短袖 T 恤的小胖子男生打完针，用棉签按住胳膊上的针孔，疼得眉毛跟嘴巴都皱在一起，沿着两条队伍之间的空隙往回走。走到小姑娘身旁时，小姑娘问："李乐，打针疼吗？"

小胖子男生李乐朝小姑娘做了个痛苦到扭曲的鬼脸说："疼！感觉半个胳膊都麻了。"

被小胖子男生这么一吓，小姑娘的脸色都变得发白。

李乐离开之后，下一个打疫苗的是小姑娘前面的一个瘦瘦的小男生，个子比小姑娘还矮，鼻子上架了一副黑框眼镜。他撸起衣袖，把胳膊半撑在桌子上。

穿着白大褂的工作人员很熟练地用棉签给小男生的胳膊消毒扎针，接着喊了一句："下一个。"

戴眼镜的小男生同样用棉签按住胳膊上的针孔往回走，转头走过小姑娘身旁时，小男生故意跟小姑娘说："李小冉，这打针可疼了，不仅是半个胳膊麻，我整个人都要疼晕过去了。"

李小冉的脸色更加苍白，呆呆地站在原地。

医生见李小冉呆站在原地，于是向她招招手："过来坐好，把袖子撸起来，露出胳膊。"

李小冉面色苍白地坐到桌子前的椅子上，慢腾腾地撸起衣袖，露出胳膊。

见小姑娘实在紧张，给她打针的医生安慰说："打针不疼，最多像蚂蚁咬。"

李小冉用弱弱的声音问："像多少只蚂蚁咬？"

"一只。"

医生麻利地给李小冉打了针，用棉签按住她胳膊上的针孔，嘱咐说："按压两分钟之后再把棉签扔掉。"

李小冉站起身，准备沿着两队之间的空隙回教室，可是没走两步就感觉头晕、四肢无力，摔倒在操场上。操场上一阵骚动。

"有人打针晕倒了，快来救人啊……"

在小学生们七嘴八舌的议论中，李小冉被送到学校医务室。

学校医务室内，本来在操场上还处于昏迷状态的李小冉，因为同学们的搬动已经转醒。30来岁的女校医看着躺在床上的李小冉，问："感觉怎么样？"

李小冉捂着胸口，低声说："头晕、胸口闷、手脚麻麻的。"

校医看李小冉面色苍白，脑门上还有汗，接着问："感觉热吗？"

"不热，还很冷。"

校医在脑海中将李小冉目前的症状跟自己已有的知识结合，做出自己的判断，对李小冉说："别紧张，你可能对疫苗有些过敏，打上一针就会没事。"

"还打针？！"李小冉脸色更加苍白，似乎很害怕再打针。

校医从医疗柜里取出一支备用抗过敏药，注射进李小冉的胳膊。校医观察李小冉的变化。躺在病床上的李小冉额头冒着汗，面色依然很苍白。

李小冉声音虚弱地问："我是不是病得很重？"

校医说："没事，你的症状并不严重，打了肾上腺素之后还要过一会儿才能起作用，你躺在这里好好休息就行。"

李小冉在医务室内休息。操场上正在接种疫苗的小学生们开始窃窃私语，议论着李小冉的情况。

小胖说："李小冉好像挺严重。"

眼镜男生说："嗯，好像是因为打了疫苗才晕倒的。"

马尾辫女生说："怎么会这样？李小冉是晕针吗？"

短袖男生说："我刚从医务室回来，看到校医给李小冉又打了一针，如果是晕针，怎么还会再给她打针呢？"

碎花褂子女生说："李小冉刚打完针就晕倒，是不是疫苗有问题？"

"可能哦。"几个人纷纷附和。

一个刚接种完疫苗的花格子上衣小女生，一只手拿棉签按着胳膊上的针孔，慢步走过议论纷纷的人群。她突然觉得头晕脑涨、浑身无力，一下栽倒在地上。周围的小学生们围到花格子上衣小女生周围，个个惊慌失措。

"又有人晕倒了！"

"报告老师，刘秀秀也晕倒了！"

在操场周围维持秩序的老师们赶了过来，看到脸色苍白的刘秀秀躺在地上。老师们忙将她扶起，飞快地送去操场边的医务室。

医务室内，校医看到又来了一个疑似疫苗过敏的小学生，眉头不禁皱得更深。

老师们觉得事情不妙，问校医："王医生，这两个孩子没问题吧？"

校医说："每个个体对疫苗的反应不同，有人对疫苗会有强烈的过敏反应，但发病率在万分之几。我们镇小学不过才200来人，同时出现两个人过敏，发病率有点高。"

老师说："王医生，这疫苗还能继续接种吗？我看操场上的学生们都很紧张。"

校医说："先继续接种看看，如果再有学生发生不良反应，就要停止接种疫苗。"

这边校医的话音刚落，又有人被抬了进来。这次被抬进来的是一个身穿短袖的小胖子男生。他面色苍白，额头冒着冷汗，症状跟之前送进医务室的两个女生一样。

校医和老师们都紧张起来。校医对老师说："去跟校长和正在注射疫苗的卫生院医生反映一下，我觉得应该停止接种疫苗。"

一位高个子的男老师小跑着出去，正准备找校长和接种疫苗的卫生院医生反映情况，发现操场上又有一名学生晕倒了。

在操场上巡视的校长也发现情况不对劲，忙凑到主持这次疫苗接种的卫生院主管医生身旁，问："这是怎么了？接种疫苗怎么会出现这么多学生晕倒？"

卫生院的主管医生也慌了，放下手中的注射器，对其他还在注射疫苗的医生说："停止接种疫苗！"

疫苗接种停止，但有异常症状的小学生却不断增加，整个小马镇中心小学陷入一片恐慌。

·病例发现与报告·

岩海市疾病预防控制中心，应急办公室。

青耕主任接到县疾控中心的报告：9 月 17 日上午，有甲肝疫苗接种组来到云台县小马镇中心小学，为学生们接种甲肝疫苗。开始时疫苗接种在教室内进行，由于秩序太乱，影响教学工作，后改为在中心小学的操场上接种。按低年级到高年级的顺序进行，当接种到三年级时，接种学生出现了首例患者。

首例患者情况：李小冉，女，10 岁，接种前身体状况良好，无发热及急性传染病，无接种禁忌证，于 9 月 17 日上午接种甲肝疫苗，接种后 2~3 分钟出现头晕、胸闷、恶心、面色苍白、出冷汗、手足麻木等症状，接种人员让其休息，并在学校的医务室内注射肾上腺素处理，症状未见好转，送当地卫生院治疗，入院途中呕吐一次。

首例病例发生后，接种人员向学生、老师及部分在场家长解释，这只是一般反应，不必恐慌，并继续接种。之后陆续出现了 5 例类似症状的学生，引起了校医和接种人员的警觉。学校当即通知家长，接种疫苗的学生如有反应要到医院检查。

至昨晚，即 9 月 17 日晚上 10 时左右，病例增加至 23 例，其中 2 例转入县人民医院治疗，今天上午即 9 月 18 日上午又出现 3 例，累计 26 例，其中男 13 例、女 13 例，年龄最小的 9 岁、最大的 12 岁。其中 1 例救治无效死亡。云台县已成立现场处理领导小组和医疗救助组，停止接种该批次甲肝疫苗，25 名出现不适症状的接种者，已被安排到云台县人民医院进行观察治疗。县医院怀疑此次是甲肝疫苗接种引起的过敏反应事件。

青耕主任将情况汇报给疾控中心和市卫健委领导，立刻抽调相关人员组成调查组，分别赶赴县医院和小马镇中心小学进行现场调查。

·现场流行病学调查·

云台县医院，青耕主任带着调查组先向之前已经参与调查的县疾控中心工作人员了解情况，相关疫苗已封存送往第三方检测机构进行检测，调取 26 例接种异常反应患者的病历档案，重点分析死者刘秀秀的病历档案。

刘秀秀死于严重感染导致的呼吸循环衰竭。入院体检口唇及四周皮肤末梢发绀，浅表淋巴结肿大，口腔和鼻腔内有分泌物，两肺呼吸音粗，有少许湿啰音，腹平软，四肢肌张力低，生理反射未引出。检验科从刘秀秀的呕吐物和腹泻粪便标本中检测到志贺菌。

县疾控中心对刘秀秀进行个案流调，发现刘秀秀在发病前一天曾吃过在街边小摊购买的炒河粉，并在该炒河粉中检测到大量志贺菌。刘秀秀的死因为志贺菌感染，跟接种疫苗无关，为偶合病例。

其他所有出现疫苗接种异常反应的儿童的主要表现为胸闷、头晕、头痛、乏力、四肢麻木、发热等。部分住院儿童出现心肌酶指标升高情况。

青耕主任特意将临床上心肌酶升高的患者病历拿出来，又着重看了他们的其他各项检查，发现没有心功能异常、心律失常、心电图异常、超声心动图异常等有关心肌受损的客观指征。

青耕主任初步推断此次事件为一起"接种甲肝疫苗后引起的群体性心因性反应"事件。

判断理由包括以下 4 个方面：第一，绝大多数患者表现为相似的自诉症状，无明显客观体征；第二，发病年龄集中在 9~12 岁，发病开始时以女性为主，存在地区聚集性；第三，首发病例具有明显的"扳机"作用，随后反应增多，发生反应的强化因素包括学校、政府、媒体过度关注和出现偶合病例等；第四，存在明确的少数偶合病例和原发病例。这些特征符合群体性心因性反应的特点。

·实验室支持与病因推断·

青耕主任和云台县疾控中心的工作人员进行了初次会谈，说出了自己对这次小马镇中心小学疫苗接种事件的推测。

县疾控中心的工作人员长舒了一口气，回应说："昨天晚上我们在医院内对这些学生进行流行病学调查之后，就觉得这是一起群体性急性精神性癔症反应，即心因性反应，但事情严重，我们不好匆忙下结论，而且昨天临床医生偏向于接种疫苗引起的过敏反应。既然市里来的专家的意见跟我们一致，那么这次事件我们可以给它定性，并上报了。"

青耕主任将这次事件的调查写成报告，发给事件调查小组的相关领导。虽然调查组对此次小马镇中心小学接种疫苗不良反应事件有了推断，但青耕主任担心如果对此次心因性反应事件处理不好，事态会有继续扩大的趋势，所以留在云台县医院帮忙进行后续处理。

9月18日傍晚，学生家长们看到网上的信息后，心里害怕，不管孩子注射甲肝疫苗后有无症状，都直接拨打120，有的甚至亲自把孩子送到了县医院，要求住院检查治疗。

前期临床专家组的诊断偏差加上媒体报道，已经将此次群体性心因性反应事件的影响扩大。若不及时制止，后果会很严重。

青耕主任再次召集调查组开会讨论，准备在控制舆情、安抚学生及家长情绪方面多做努力。接下来的几天，调查组与儿童家长座谈，与临床医生座谈，介绍疫苗接种异常反应知识和疫苗接种引起的心因性反应疾病，又召开了新闻发布会。

新闻发布会上详细介绍了事情的经过、调查处理的结果和救治等情况，尤其介绍了偶合病例刘秀秀的死亡原因，最后强调尽管此次事件是由甲肝疫苗接种引起的，但并不属于甲肝疫苗异常反应，患儿出现的心肌酶谱增高等现象与甲肝疫苗无关，所有症状都是心因性反应。

随着官方组织的新闻发布会的召开，关于疫苗事件的各种流言逐渐平息。几天后，医院里的学生陆续出院，小马镇中心小学恢复正常的教学工作。

· 结案报告 ·

云台县小马镇中心小学组织学生进行甲肝疫苗集体接种，接种前没有做好宣传工作，小学生李小冉在接种时发生晕针现象。因为学生们都处在情感易受左右的时期，首发病例李小冉的情绪迅速传染了周围的同学，短时间内有6名同学出现跟李小冉相似的症状。在这些有症状同学的语言、动作和表情的刺激下，更多的学生被影响。因疫苗接种引起的群体性心因性反应事件发生。

死亡病例刘秀秀，因吃了含有志贺菌的辣炒河粉，感染志贺菌，最终因志贺毒素引起严重的呼吸循环衰竭死亡。偶合病例刘秀秀的死亡使事件进一步发酵，心因性反应人群范围扩大。加上疫苗事件应急处理小组一开始听信临床医生的偏差诊断，将事件定性为"甲肝疫苗接种后过敏反应"，否定县疾控中心的判断，又没有及时与媒体沟通，致使事件影响进一步扩大。

之后，第三方疫苗检测机构对此批次甲肝疫苗的检测结果证明疫苗合格。经由官方新闻发布会，将此次事件定性为"因接种甲肝疫苗有关的群体性心因性反应事件"。后续按照群体性心因性反应进行处理，效果显著。

✏️ 疾控提示

● 什么是心因性反应

心因性反应是心理因素导致的一种以精神症状为主的临床反应。任何情况下注射疫苗都可能引起个体和集体发生这种反应，其与注射的疫苗无关，但与注射刺激有关。因此，这种反应也被称为注射反应，即由注射本身或注射疫苗产生的焦虑所引发的反应，而非疫苗本质引起的反应。有的是"晕针"样表现，有的是"癔症"样表现。群体性预防接种活动时可出现群体心因性反应。心因性反应并非只出现在注射疫苗的情况下，在其他刺激下也可出现，比如发生群体性食物中毒时也可引发群体性心因性反应。我国将心因性反应列为5类疑似预防接种异常反应之一，其他4类分别为不良反应、疫苗质量事故、接种事故和偶合症。

● 心因性反应的易发人群

常见于中小学生和比较容易受心理暗示的人群。中小学年龄段的孩子好奇心重、模仿力强、想象力丰富，很容易受环境影响或受心理暗示。接种疫苗多面向人群，而且多采取集体注射方式，并在公开场合下进行，当某一个接种对象出现某种不适感觉时，就会通过语音、叫喊、动作等，使其他人受到心理影响。由于某些精神紧张相关因素，在接种疫苗的群体中，女性群体出现心因性反应的情况偏多。容易接受暗示的成年人，在接种过程中，还容易发生群体性癔症。

● 心因性反应的表现

头疼、胸闷、头晕、心慌是心因性反应常见的症状，有的是"晕针"样表现，有的是"癔症"样表现。门诊中因接种疫苗出现不适症状的患者，往往有比较明显的身体不适，比如心慌、恶心、胸闷、头晕等。如接种疫苗后有任何不适，应立即联系医护人员。

● 心因性反应的预防

在接种疫苗前要做好充分的准备工作，积极消除饥饿、疲惫、恐惧等高危因素，一旦出现晕针、过敏等情况要及时妥善处理。不需要过度焦虑，要以放松的心态去接种疫苗，这样会大大减少心因性反应。当个人出现心因性反应时，只需疏导接种者，消除接种者的恐慌顾虑心理，稳定其情绪即可。一旦发生群体性心因性反应，需要及时疏散、隔离接种者，避免负面情绪的相互影响和蔓延，尽量缩小反应面。

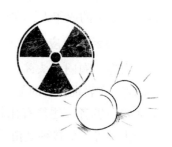

第二十四案　致命宝石

发着蓝光的宝石为何导致多人死亡

岩海市，牛山岛。

夏日的傍晚，落日的余晖斜照在牛山岛的西坡。一胖一瘦两个中年男人躲在一块大的山石后面，窃窃私语。

胖男人："听育种站看门的王老头儿说，那个育种站后院的井里藏着宝贝。"

瘦男人："那个院子里，平时除了看门的王老头儿，还有一条土狗。"

胖男人："昨天我去那个院子外面看了，土狗很凶，不好对付。"

瘦男人："对付狗，我有办法，你只要拖住王老头儿就行。"

胖男人："好，我拖住王老头儿，你进后院拿东西。事成之后老规矩，东西卖了钱，我们一人一半。"

胖男人和瘦男人商量好，开始行动。

傍晚时分，胖男人假装刚吃完饭出门溜达的样子，手里拎着两瓶二锅头、一袋辣花生米，找给育种站看门的王老头儿聊天。瘦男人趁机翻墙进入后院。

后院里的那只土狗见有人翻墙进入，正要狂吠，瘦男人赶忙将准备好的肉包子扔了出去。两个肉包子散发出香味儿，土狗不再理会闯入的人，而是直接开始吃地上的包子。包子馅里被提前放了农药，土狗吃完地上的肉包子，很快口吐白沫，死了。

没有土狗拦路，瘦男人摸到后院中央的井口处。这是一座圆口井，上面有石板盖住井口。瘦男人蹑手蹑脚地将井上的石板推开，一米多直径的井口露了出来。瘦男人探头探脑地朝井底张望。

天色已晚，只有落日的余晖笼罩在小院上空，看不清井有多深，只觉得里面黑洞洞的。

瘦男人拿出提前准备的手电筒，打开朝井底照射。这是一座枯井，不深，只有4米左右，有一个竹篮用绳子吊在井内。篮子悬在半空中，篮子里有一个方形的盒子。

瘦男人心中大喜，心想：这就是王老头儿所说的宝贝吧，藏得这么隐秘，一定很值钱。

瘦男人抓着绳子将竹篮移出井外，放到井边的地上。篮子里的盒子是金属做的，方方正正，上面还有一把大锁锁着。

瘦男人将盒子拿起，在手中掂了掂，很重。大锁很结实，一时半会儿敲不开，瘦男人决定将整个盒子搬走。将盒子揣进衣服里，瘦男人又将竹篮用绳子重新顺到井中，将井口的石板重新盖住，伪装成什么也没有发生过的样子。

瘦男人带着金属盒子，悄无声息地回到牛山村。天色完全黑下来，胖男人跟王老头儿聊完天，觉得瘦男人已经得手，便离开育种站，来到瘦男人家。

胖男人走到瘦男人家门口，就听到屋内一阵乒乒乓乓的声音。胖男人也不敲门，直接推开半掩着的门，进屋就发现瘦男人正在用一把铁锤子砸金属盒子外面的大锁。

胖男人制止瘦男人说："别敲了，再敲的话，全村人都被你吵醒了。"

胖男人拿出半截铁丝，在锁孔处一边捣鼓一边说："瘦子，不是我说你，你就会用蛮力，用用脑子好吧，这开锁是用蛮力的吗？"

瘦男人对胖男人的抱怨不屑一顾，眼睛只盯着胖男人开锁的手。

"吧嗒"一声，锁被打开。瘦男人面露惊喜，马上抢到胖男人前面，将盒子打开。

金属盒子里面还有一个圆罐子，瘦男人将圆罐子取出来。圆罐子很沉，上面有一个盖子，没有锁，瘦男人很容易便将圆罐子打开。

圆罐子里面放着两个小球，一大一小。瘦男人将两个小球拿出来，放在手里掂了掂，小球很重，银灰色，像是金属的。

瘦男人嘀咕道："看着像小孩玩的玻璃球，只是小孩玩的球是玻璃做的，这两个好像是铁做的，能值钱吗？"

胖男人伸出手说："我看看。"

瘦男人将两个小球放到胖男人手里。胖男人掂了掂，比平时的铁球重，但看不出来是什么材质做的。胖男人又用手指捏着两个小球，在灯下瞧了瞧，也没看出什么异样。

胖男人虽然比瘦男人年轻，但比他见识多。瘦男人见胖男人都看不出这两个小球的来历和价值，不禁抱怨说："不会白忙活一场吧。"

胖男人将其中一颗小一点儿的，放进嘴里，咬了咬。很硬！非金非银，但看着又像是金属的。

胖男人不甘心，说："不可能，既然育种站的王老头儿说这是宝贝，就一定是宝贝，只是我们俩不认识罢了。"

胖男人和瘦男人盯着两个小球瞅了半天，也没发现什么特别之处。后来胖男人灵机一动，想到之前在电视上看到有关玉石的介绍，有一种夜明珠在黑夜中能发光。

胖男人忙吩咐瘦男人："快把灯关了！"

瘦男人把灯关上，黑暗的屋子里立刻充斥着幽蓝的光。蓝光的来源正是放在桌上的两颗小球。

"夜明珠！"

"蓝宝石！"

一大一小两颗小球都发出幽蓝的光，其中小一点儿的球发出的蓝光很强，大一点儿的球发出的蓝光稍弱一点。瘦男人将发出强蓝光的小球握在手里，胖男人晚了一步，只能将大一点儿的小球握在手里。

胖男人对瘦男人说："把那个小球也给我，我明天去市里找买家，卖了钱，我们一人一半。"

瘦男人不答应："你先把那个大的卖了，看看值多少钱。"

胖男人知道瘦男人这是防着他，怕他将钱全部卷跑了。胖男人也不争论，说："好，你就等着我的好消息吧。"

胖男人带着大一点儿的宝石球离开了。瘦男人一个人在家里，黑暗中看着手中闪着蓝光的小球，心里欢喜，心想终于发财了！

瘦男人将发着蓝光的小球重新放进金属盒子，塞到床下。在床上躺到半夜，感觉不放心，又将小球从盒子里拿出来，放到枕头下面，枕着蓝色小球，瘦男人才安心地入睡。

第二天清晨，瘦男人醒来，与往常醒来时不同，他今天觉得头晕脑涨。

顾不上身体的不舒服，瘦男人醒来的第一件事就是伸手摸向枕头下的小球。摸到小球，将小球握在掌心，拿出来仔细看了看，确定昨天发生的不是一场梦，瘦男人才安下心。"蓝宝石在就好，我的好日子就要来了！"

瘦男人挣扎着想要起床，刚坐起身，就感觉胃里一阵翻腾。

瘦男人一阵呕吐，将床上和地上吐了一片。瘦男人捂着肚子，在心里抱怨，一定是昨天买的肉包子有问题，八成是食物中毒，得去卫生所买点药。

瘦男人将小球放在贴身衣服的兜里，顾不上清理一地的呕吐物，披了件外套就出了门，往牛山岛上唯一的卫生所走去。

天微亮，太阳还未升起，偶尔听到几声鸡叫声。

瘦男人的家很偏僻，孤零零地位于牛山村的最西头，从他家到卫生所要经过一片杂草地，其中有一条人踩出来的小路，路边上放着几个大垃圾桶，是牛山岛上居民倾倒垃圾的地方。

瘦男人怀里揣着宝石球，沿着杂草地的小路走，经过礁石边的大垃圾桶时，一股垃圾的酸臭味扑面而来。瘦男人一阵恶心，忍不住又呕吐起来。这次呕吐竟然跟早晨时的不一样，瘦男人感觉自己的胃和肠子都要被吐出来了。

看着呕吐在杂草上的猩红色的液体，瘦男人心惊，怎么会吐血呢？瘦男人感觉很不好，掏出口袋里的手机，给胖男人打电话。

手机响了两声，通了。瘦男人有气无力，声音非常惊慌："胖子，我病了。"

手机那头的胖子周围很嘈杂，胖子有些不耐烦地说："有病就去卫生所呀，拿点药吃，我这边正忙着，有好消息后给你打电话。"

胖男人先挂了电话。瘦男人想再回拨过去，但已经浑身无力，瘫坐在垃圾桶旁，只有出气没有进气。

不久后，一位拾荒者跟往常一样来翻垃圾桶，准备捡些废品去卖钱。拾荒者刚走近垃圾桶就闻到一股浓重的血腥味，再走近一点儿，看到垃圾桶旁瘫坐着一个人。凑近一看，吓了一跳，那瘫坐的瘦男人脸色发黑，满脸血污，已没了生气。

·病例发现与报告·

岩海市疾病预防控制中心，应急办公室。

青耕主任接到区疾控中心的报告：市医院接诊 2 名放射病患者，其中一位患者叫王洪运，他今天上午晕倒在大街上，被路人发现并送到了医院，医院根据他衣服口袋里的身份证信息，知道他是牛山岛上的居民；另一位患者叫张峰，是市区的一家珠宝店的老板，中午午觉之后，因为感觉头痛恶心，被送到了医院。经过医院会诊，怀疑是放射病，目前未找到放射源。请求市疾控中心协助调查。

岩海市牛山岛上有核电站，在岛上出现放射患者容易引起恐慌。青耕主任立刻联系放射卫生科询问岛上的日常监测情况，得到无异常的回复。青耕主任抽调相关人员组成调查组，分头行动，一组去往市医院，二组去往牛山岛，三组去往患者张峰家里。

·现场流行病学调查·

市医院，调查组有人询问接诊医生，有人调看病历档案，有人询问患者。

隔离病房里，胖男人王洪运处在昏迷状态，珠宝店老板张峰神志清楚，正在接受流调员的询问。

谷小南主动提问："你认识王洪运吗？"

"认识。"

"把你知道有关王洪运的消息都告诉我，你们认识的经过，尤其是最近几天你们共同的经历说一下。"

"王洪运就是一个混混，他是牛山岛上的人，平时就住在牛山岛上。我跟他认识是两年以前，王洪运突然拿了一包金银首饰到我店里，说是要贱卖。我知道这些首饰来历不明，但当时我贪财，收下首饰，给了王洪运一点儿钱。从那之后王鸿运一有什么珠宝首饰，就到我店里来卖。最近王洪运来我店里挺频繁的，一个月能来一两次，每次来都带着一些女人和小孩用的金耳环、金坠子、金锁片之类的。"

"他最近一次到你店里是什么时候？"

"今天凌晨，天没亮，我还没睡醒，王洪运就来我的珠宝店敲门。他神秘兮兮地跟我说，淘换到一个宝贝，要出手卖给我。"

"什么样的宝贝？"

"一颗会发光的蓝宝石。"

谷小南心中一颤，忙追问："你描述一下那蓝宝石的具体样子。"

"就是一个圆形的小球，不像石头，也不是玻璃，更像是金属的，但比黄金重，我从来没见过这种材质，想必是一种很罕见的蓝宝石，它在暗处能发出蓝光，灯光下，看不出任何异样。"

谷小南心中已经确定，珠宝店老板张峰口中所说的蓝宝石就是放射源。

管制严格的放射源究竟是如何到了王洪运和张峰手里的？现在最重要的就是找到这个放射源的位置，否则放射源会对周围人群造成很大的伤害。

谷小南继续问："那颗蓝宝石现在放在哪里？"

"就在我珠宝店二楼卧室床头柜的第一个抽屉里。"

谷小南立刻把流调得到的线索报告给指挥部。青耕主任制定了病例定义，在牛山岛、张峰珠宝店及周围医院搜索相关病例，另外两个调查组用仪器对相关现场进行放射源搜索。

张峰珠宝店，放射卫生科的人穿着防护服、拿着射线检测仪在店内搜索放射源，按照老板张峰的提示，果然在二楼卧室床头柜的第一个抽屉里发现了一颗金属小球。工作人员把小球放入特制铅罐内送回疾控放射实验室暂存。

正当工作人员要离开时，张峰的母亲向工作人员反映，她的小孙子曾从床头柜抽屉里拿出小金属球玩耍，之后又放了回去。工作人员立刻将祖孙俩送去医院接受治疗。

牛山岛，李大白带领调查组在胖男人王洪运家里未发现放射源。李大白认为珠宝店调查组已经找到放射源，王洪运家里应该也找不到其他东西，正准备撤回。这时，李大白接到青耕主任的消息，刚才搜索病例时，发现牛山岛上还有一名可疑放射病例，是一名拾荒老人，目前正在牛山岛卫生院接受简单治疗。

李大白立刻赶去牛山岛卫生院，对拾荒老人进行检查和询问。拾荒老人说了最近的经历，当说到发现瘦男人及瘦男人死时的症状时，李大白意识到瘦男人是死于急性放射病，瘦男人身边很可能还有一个放射源。

·实验室支持与病因推断·

李大白带领调查组立刻赶去瘦男人家里。瘦男人王有才的尸体停在自家院子中央，有周围邻居帮忙办理丧事，还有几名警察正在调查死因。李大白打开放射检测仪，急促的报警声响彻整个院子，仪器越接近瘦男人的尸体声音就越响，最后在瘦男人的口袋里找到一颗金属球。第二个放射源被找到。

牛山岛上接触过瘦男人身上放射源的居民和警察都被送去医院接受治疗。放射源也被送回疾控实验室妥善暂存。

经过调查，牛山岛育种站的两个钴 60 放射源被盗，正是本次找到的两个放射源。

·结案报告·

牛山岛上牛山村的居民王有才和王洪运，听育种站看门的王老头儿说后院的枯井中有宝贝，于是打起了偷盗的主意。王有才和王洪运合计之后，一人拖住看门的王老头儿，一人进后院进行偷窃。

两人发现了藏在枯井中的钴60放射源，误以为这发着蓝光的东西便是蓝宝石。瘦子王有才将其中一个放射源放在枕头下，经过一夜的辐射，于第二天早晨在去卫生所的路上死在垃圾桶旁。胖子王洪运将其中一个放射源卖给了珠宝店老板张峰。

王洪运因为一直将放射源揣在口袋里，接触时间长达十几个小时，受辐射严重，死亡。张峰也认为这颗闪着蓝光的小球是蓝宝石，还特意收藏在卧室床头柜内，经过一中午的辐射也生病住院，后因继发感染严重，死亡。

将放射源当成玩具弹珠的张峰的儿子因为直接用手接触放射源近半个小时，虽及时治疗，保住了性命，但双手截肢。张峰的妻子、父母因为受到不同程度的辐射，均住院，经过及时治疗，预后良好。

最先发现死者王有才的拾荒者，以及负责处理王有才死亡案件的警察和参与料理后事的邻居，也受到不同剂量的辐射，入院接受治疗后，预后良好。育种站丢失的两个钴60放射源被找到，避免更多人受到辐照伤害。

本案提示应加强放射源管理，同时在人群中普及防辐射知识。

✎ 疾控提示

● 什么是放射病

放射病，亦称放射性损伤，是人体受各种电离辐射而发生的各种类型和不同程度的损伤（疾病）的总称。放射病包括全身受照射引起的放射病、局部受照射引起的放射性局部损伤、放射性物质进入体内引起的内照射放射病，以及受照射后几年、十几年或几十年才出现的疾病，如恶性疾病和遗传性疾病等晚期效应。

● 放射性疾病的分类

按射线的作用方式和来源分为外照射放射病和内照射放射病；按受照剂量的大小、作用时间的长短和发病急缓分为急性、亚急性和慢性放射病；按受照范围、部位、损伤波及范围分为全身和局部放射损伤；按是否伴有其他致病因素所致损伤分为单纯放射损伤和放射性复合伤；按辐射效应出现的早晚分为早期效应和晚期效应；按发病和职业的关系分为职业性和非职业性放射性疾病；等等。

● 放射性疾病的临床表现

放射性疾病早期没有特殊体征，仅出现一些神经反射和血管神经调节方面的变化。多数患者会出现乏力、头昏、睡眠障碍、记忆力减退与心悸等症状。有的还会出现牙龈渗血、鼻衄、皮下瘀点、瘀斑等出血倾向。有些男性患者出现性欲减退、阳痿，女性患者出现月经失调、痛经、闭经等。病情明显时伴有出血倾向，毛细血管脆性增加。在长期从事放射诊断和镭疗的医务人员中，可见到毛发脱落、手部皮肤干燥、皲裂、角化过度、指甲增厚变脆等，甚至出现长期不愈合的溃疡或放射性皮肤癌。少数眼部受照射剂量较多的患者可出现晶状体后囊下皮质浑浊或白内障。

● 放射性疾病的预防

在日常生活中要重视对辐射的防护，尤其是对高敏感性人群和高敏感性组织的防护，但对辐射的防护一定要听从专业技术人员的正确指导。世界卫生组织公布的典型的辐射应急储备药物中的稳定碘，用于阻止或减少甲状腺对放射性碘的吸收。

预防放射性疾病的最直接的手段就是对存在辐射危害的装置/场所［如放射诊疗设备、工业用 X 射线（放射源）装置、核医学（非密封用）工作场所等］进行放射卫生检测。上述装置/场所的放射卫生检测结果是否符合相关国家标准，直接关系到其对周围人群健康的影响。

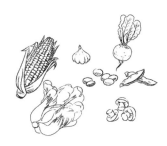

第二十五案　诡异诅咒

养生馆学员陆续出现精神症状，原因追溯至一份素食食谱

岩海市，锦屏山。

锦屏山上有一家综合养生馆。这家养生馆坐落在山顶，虽然地处偏僻，但因为环境清幽、宣传做得好，还是吸引了很多顾客。

养生馆的规模颇大，南方园林派的中式风格建筑几乎占了半个山头。养生馆的前院是学员们日常活动锻炼的地方，后院有很多客房。

经济时代，养生馆经营着多种项目：中医理疗、艾灸药浴、减肥瘦身、皮肤管理等。参加项目的顾客被称为学员。开展项目的时间有长有短，有的项目只有一两天，有的项目可长达一年，甚至更长时间。也有学员因为喜欢锦屏山养生馆周围的环境，就长期住在山上。

养生馆周围环境清幽，又因为馆内的特色素食很出名，经常有人慕名而来。碰到周末和节假日，养生馆内经常顾客爆满。

养生馆后院客房有 5 名常住学员，朱倩倩、王老太、张婆婆、李大爷和高小鹏。

朱倩倩，36 岁，家住岩海市郊区，几年前做了一个胃部手术，身体一直不好。为了调理身体，在跟家人商量之后，她作为养生班的长期学员住进养生馆的后院客房，这一住就是小半年。

王老太，69 岁，是一个有钱的老太太。去年老伴去世之后，她就搬来养生馆，对养生馆里的艾灸、药浴很喜欢，平时除了艾灸、泡药浴温泉，最喜欢养生班的素食套餐，偶尔也跟其他班的学员一起辟谷。

张婆婆，70 多岁，是一名退休舞蹈演员，家也住岩海市。张婆婆终身未嫁，年前给父母送终之后就来这里长住。长住的原因很简单，纯粹是觉得这里空气好，环境清幽，特色素食可口。

男宾客房部常住的是李大爷和高小鹏。李大爷，本名李开元，几年前妻儿因为一场车祸去世，退休之后本想找一家养老院待着，可是又不满意各处养老院的条件，最后选择了环境好的养生馆，常住在这里。

高小鹏，25 岁，无业人员。他大学毕业后找工作接连碰壁，又跟女朋友分手，遭受精神打击，一蹶不振，夜夜失眠，看过很多家医院，吃了很多药也不见好。后来，他爸妈带他来养生馆调理，症状竟有所缓解。于是妈妈让他住进养生馆，这一住已经 5 个多月了。

中秋节前后是养生馆客人最多的时候。后院客房变得紧张，平时一人一间的客房临时加了简易床，变成两人一间，甚至三人一间。几个常住在这里的人依然守着自己的房间，但还是感觉有些不便。

因为客流量增加，养生馆的厨房非常繁忙，经常忙中出错，饭食出现迟供少供的情况。

周六傍晚，养生馆后院留宿的学员数量又刷新历史纪录。吃晚饭的时候，饭堂里人满为患。

平时清静的环境被打破。更糟糕的是，有些临时学员自带了酒水在饭堂内喝酒、大声聊天。

平日一向和善的朱倩倩突然暴跳如雷，跑到喝酒的那名学员跟前，抓起酒瓶和酒杯扔进旁边的垃圾桶，大骂："咱们养生馆有规定，不能喝酒！滚滚滚，你不能住在这里！"

正在喝酒的是一名40来岁的中年男人，旁边还坐着他的几个朋友。被人抢了酒杯扔掉，还被辱骂，中年男人也是怒火中烧，回骂道："哪来的疯女人？凭什么管我？"

"滚滚滚！"朱倩倩声嘶力竭，情绪激动。

"今天你得把酒赔给我，否则不会放过你！"

啪！一记响亮的耳光。朱倩倩竟扇了中年男人一耳光。本来嘈杂的饭堂顿时鸦雀无声。所有人的目光都看向中年男人和朱倩倩。

中年男人丢了酒，又丢了面子，气不过，要动手打人，恨恨地说："我吴力平时不打女人，今天你就不算个女人，我揍死你！"

吴力一拳打在朱倩倩的鼻梁上。朱倩倩的鼻孔瞬间血流如注。

朱倩倩也不示弱，虽然不知是气的还是被打的，浑身发抖，但依然往上扑，用嘴死死咬住吴力的胳膊。

一男一女，大庭广众之下斗殴，这架势再继续下去，不死也会重伤。周围的人使劲儿拉住，才将两个人分开。

王老太劝道："倩倩啊，咱不跟他们计较，咱们是养生班的老学员，不跟这些新人计较。"

朱倩倩的鼻子还在淌血，脸上、衣服上到处都沾染了血迹，头发也被扯乱，很狼狈。她浑身发抖，看来被气得不轻。

常住学员高小鹏也上来帮忙，问："倩倩姐，要不要报警把他们抓起来？"

听到要报警，吴力心里害怕，看朱倩倩满脸是血，外伤是肯定有，刚才打了她胸口和肚子几下，说不定还能打出内伤。本来周末出来散心，咋就遇到这倒霉事？酒被扔了，还跟疯女人干了一架，千万不要引来警察，但他想要道歉又拉不下面子。

吴力同行的朋友不想事情闹大，代替吴力给朱倩倩道歉："大家都先消消气，我哥们儿打人是不对，但也是这位女士先扔他的东西、扇人家耳光，大家都有不对的地方，各退一步海阔天空嘛。"

周围看热闹的人也随声附和："就是，报啥警啊，警察来了又要挨个问一遍，不要把事情闹大。"

"对对对，报警就算了，各退一步。"

大家七嘴八舌，都在劝架。所有人都不想事情闹大，大家的目光都集中在朱倩倩身上。

朱倩倩似乎从刚才的愤怒中缓和下来，但她的眼神此时竟有些迷茫，其中还带着一丝恐惧。

"倩倩?"张婆婆扶着朱倩倩的肩膀，轻轻摇了摇，想让她回神。

"不不不，不要杀我，我没干坏事，我要回家!"朱倩倩突然语无伦次，闭上了眼，似乎眼前的事情让她很害怕，身体抖得更厉害了。

现在她身旁的人可以确定，此时她身体发抖是因为恐惧。

一个刚刚还无比愤怒、飞扬跋扈的人，怎么突然就如此惧怕起来? 她是被打傻了吗?

朱倩倩被几个常住学员带回她自己的房间。安慰了一番之后，几人又跟养生馆商量，将几个常住学员的饭菜依然按照之前的规矩送到各自房间，只是时间晚了很多。

熬过周末，到了工作日，顾客数量明显减少，几个常住学员的生活又恢复到之前的规律状态。只是朱倩倩的精神状态时好时坏，每到晚上，她的屋里总会发出让人毛骨悚然的喊叫声。白天，几个常住学员问朱倩倩晚上发生了什么，她却回答晚上一直在睡觉，不记得发生了什么事。

事情变得有些诡异。难道是产生幻听了? 可是不会所有人都产生幻听吧。王老太和张婆婆找到养生馆的负责人，把晚上发生的诡异事情说了一遍。负责人不相信晚上的喊叫声是鬼神之说，安慰了几位常住学员一番，之后决定加强对后院客房的巡逻。

晚上，巡逻的人发现诡异的喊叫声的确是从朱倩倩屋里传出来的，敲门又没人答应。巡逻的人和几个常住学员破门而入，发现朱倩倩正在屋里走来走去，自言自语，精神恍惚。

张婆婆担心地问: "倩倩，你怎么了?"

"有人要害我。"

"什么人? 在哪里?"

几个人看看四周，并没有外人的影子。刚才屋外也有人巡逻，并没有发现陌生人。

她出现幻觉了？是上周末打架的后遗症，还是精神病犯了？可是之前没听说过朱倩倩有精神病史。

养生馆打电话联系朱倩倩的家人，一番沟通之后，她的家人决定这周末过来把人接走，带去医院检查。

接下来的几天朱倩倩的情况时好时坏，白天跟正常人一样，但到了晚上就有点精神恍惚。张婆婆和王老太有些担心，但是担心归担心，朱倩倩有家人，她的家人既然说周末来接她去看医生，那就只能等到周末。

周五晚上，山上学员的数量开始猛增，平日安静的养生馆又嘈杂起来。上周末的一幕又上演了，虽然养生馆饭堂内挂了警示牌，禁止顾客在此喝酒、吸烟、大声喧哗，但还是有临时学员把这里当成了娱乐场所。

一向和善的常住学员李大爷也开始发飙："胡闹！好好的养生馆变成菜市场了！"

高小鹏的心情也很差，他本来就有失眠症状，上周因为朱倩倩的事，他晚上也经常睡不好。现在顾客数量增多，连吃饭都成问题，也忍不住发脾气。

饭堂内，高小鹏和李大爷上前找人理论，张婆婆和王老太上前帮腔，几句话下来，双方争执不下，之后从动口变成了动手。这次的围观人群不像上次是劝架，而是在旁边煽风点火，最后竟演变成打群架，还好被巡逻人员及时制止。几个常住学员都受了点儿皮外伤，但不严重。

一个带了酒肉的顾客愤愤地骂道："最近听说养生馆后院有鬼哭狼嚎的声音，估计就是你们几个常住学员搞的鬼，怕是之前亏心事做多了，住在这里遭了鬼神报应吧！之前就有人说这个山头上的养生馆遭了诅咒，这么看来竟是真的。"

辱骂的话语差点儿让双方再次打起来，直到养生馆负责人出面才平息了风波。

当天晚上，朱倩倩的屋子里又发出怪声，不过大家都没在意。每个人都觉察到自己最近脾气不太好，难道真如刚才那顾客所说，受了诅咒？

到了后半夜，朱倩倩的屋子里不似之前那样，怪声没了，非常安静。

第二天清晨，张婆婆担心朱倩倩的情况，主动敲门喊她一起吃早饭。敲了几下，屋内无人回应。难道还没睡醒？

张婆婆手上用力，门被推开一条缝隙。她探着脑袋向屋里张望，见地上有被打翻的物品，窗户旁边的木床上，朱倩倩斜躺在上面，气息奄奄。

·病例发现与报告·

岩海市疾病预防控制中心，应急办公室。

青耕主任收到区疾控中心的报告：养生馆多名学员出现胃肠道及精神症状，一名学员症状严重在市医院住院治疗，学员中有"山上遭遇诡异诅咒"的流言，已开始控制舆情，初步怀疑是传染病，病因未明，请市疾控中心协助调查。

青耕主任立刻抽调相关人员组成调查组，分别前往市医院和养生馆现场调查。

·现场流行病学调查·

市医院内，调查组调看病历档案，询问接诊医生、朱倩倩家属相关情况。朱倩倩的脸、颈部、手臂皮肤有斑片脱屑，有口腔溃疡和舌炎症状，有抑郁、谵妄等精神症状。青耕主任制定了病例定义，在养生馆顾客内进行病例搜索。

养生馆后院，调查组对常住学员进行询问。

张婆婆详细说了自己最近的经历，包括一日三餐、接触过哪些人，就连出去散步在树林里遇到了几只野生松鼠都说了。高小鹏配合回答各种流调问题，包括什么时候解大便、一天上了几趟厕所、晚上何时入睡、早晨何时醒来，尤其说到上周吴力在饭堂喝酒闹事的事情，更是发起牢骚。李大爷回答问题有些语无伦次，虽然能把之前的经历说个大概，但有些地方明显前后矛盾，这更像是老年痴呆（阿尔茨海默病）的早期症状。王老太回忆近期的异常情况，反映饮食跟之前一样，只是最近经常拉肚子，晚上睡眠没之前好。

一一检查过后，李大白发现了更多线索，养生馆常住学员们除皮肤损害、黏膜炎症之外，还有胃肠道症状，更重要的是神经系统症状。

李大白找到饭堂负责人，要来学员们平日的食谱，发现都是素食，但几位常住学员的食谱跟临时学员的食谱又有不同。

"主食是玉米？"李大白问负责人。

"是啊，我们的素食食谱以玉米为主食，为了照顾临时学员的口味，可以提供部分面食，但常住在这里的学员都是以玉米为主食，主要也是为了养生。"

·实验室支持与病因推断·

没有肉鱼蛋奶这些荤食也就算了，还以玉米为主食，辅食中豆类也很少。李大白想到一种病——糙皮病，也叫烟酸缺乏症。如果人长期吃素食，尤其是以玉米为主食，无其他豆类或荤食的搭配，就容易导致体内缺乏烟酸，引起糙皮症。如果因某种疾病导致烟酸摄入障碍，也会引起这种疾病。

李大白将推测反馈给医院，经过检测，确认朱倩倩及其他 4 名常住学员为烟酸缺乏症，排除传染病的可能。养生馆开始正常营业，已发生烟酸缺乏症的学员入院接受治疗，养生馆改变食谱，采取健康饮食，无新患者出现，一场山上养生馆内诡异诅咒的谜案被解开。

·结案报告·

养生馆对学员们供应素食，并收留部分学员长期居住。因为提供的素食食谱以玉米为主食，又无其他豆类制品等辅食，导致某些有基础疾病的学员长期食用后体内缺乏烟酸，出现皮肤、黏膜、胃肠道及精神症状。朱倩倩之前患有胃肠道疾病，对烟酸吸收本就不足，加上摄入减少，导致出现严重精神症状而住院治疗。其他常住学员经过住院治疗，症状好转，陆续出院。通过改善食谱，健康饮食，学员中无新发病例出现。

✍ 疾控提示

● 什么是烟酸缺乏症

烟酸缺乏症又称糙皮病，是缺乏烟酸所致的以皮肤黏膜、胃肠道及神经系统症状为主的慢性全身性疾病。烟酸是水溶性维生素，是辅酶Ⅰ和辅酶Ⅱ的重要组成成分，参与细胞代谢过程中的氧化还原反应，与人体的能量转化及糖、脂、蛋白代谢有密切关系。人体所需烟酸主要由饮食提供，也可由色氨酸转化，食物中肝、瘦肉、豆类的烟酸含量丰富，乳类和蛋类中烟酸含量低但色氨酸含量高，谷类中烟酸和色氨酸含量均较低。该病在我国发病率很低，主要见于严重嗜酒、偏食及某些慢性疾病（如胃肠道疾病、肝硬化、结核病等）。

● 烟酸缺乏症的临床症状

早期可有疲乏、消瘦、食欲减退、兴奋、淡漠等非特异性症状，后逐渐累及皮肤黏膜、消化系统和神经系统。皮肤黏膜损害最典型，常夏季发作或加剧，冬季减轻或消退。多对称累及曝光部位和摩擦受压部位。皮损初起为水肿性鲜红色斑，境界清楚，类似晒斑，其上可出现水疱，数周或数月后变为暗红、褐红甚至褐黑色，反复发作者表现为浸润、肥厚、脱屑、皲裂、萎缩等，自觉瘙痒、灼热。口腔和食管黏膜受累时可出现唾液增多和疼痛，影响进食；直肠和阴道黏膜受累时可出现分泌物增多甚至溃疡。消化系统损害，多伴有胃酸减少或缺乏，常出现食欲减退、恶心、呕吐、消化不良、腹胀、腹痛、腹泻等症状。神经系统损害，个体差异较大，但以神经衰弱综合征最为多见，也可表现为精神症状（如抑郁、谵妄），严重者可发展为痴呆症。患者可出现周围神经症状，甚至可出现脊髓炎。

● 烟酸缺乏症的预防及治疗

补充富含烟酸和色氨酸的食物，避免日晒。可用烟酰胺 150～

300 毫克/天，分 3 次口服，严重腹泻或口服困难者可用烟酰胺肌内注射或静脉注射，同时补充白蛋白和其他 B 族维生素。

● 健康饮食推荐——健康饮食金字塔

"金字塔"的第一层是最重要的粮谷类食物，它构成塔基，应占饮食中的很大比重。每日粮谷类食物摄取量为 200 ~ 300 克，其中全谷物和杂豆类 50 ~ 150 克，薯类 50 ~ 100 克。第二层是蔬菜和水果，在金字塔中占据了相当重要的地位。每日蔬菜 300 ~ 500 克，深色蔬菜应占一半以上；推荐天天吃水果，每天摄入量 200 ~ 350 克。第三层是奶和大豆，以补充优质蛋白和钙。每日奶和奶制品摄取量相当于 300 毫升液态奶，大豆和大豆制品摄取量相当于 15 ~ 25 克大豆。第四层为动物性食品，主要提供蛋白质、脂肪、B 族维生素和无机盐。禽、肉、鱼、蛋等动物性食品每日摄入量为 100 ~ 200 克。塔尖为适量的油、盐、糖。每日摄取盐 5 克以下，油 25 ~ 30 克，糖 25 克以下。

主要参考文献

［1］许国章．现场流行病学案例教程［M］．北京：人民卫生出版社，2016.

［2］王陇德．现场流行病学案例与分析［M］．北京：人民卫生出版社，2006.

［3］卢洪洲，梁晓峰．新发传染病［M］.3版．北京：人民卫生出版社，2018.

［4］钱宇平．流行病学研究实例：第二卷［M］．北京：人民卫生出版社，1991.

［5］李兰娟．重大传染病规模化现场流行病学和干预研究标准操作规程［M］．杭州：浙江大学出版社，2019.

［6］杜新安，曹务春．生物恐怖的应对与处置［M］．北京：人民军医出版社，2005.